Advanced Vaginal Surgery

高级阴道手术

原著　Shirish S. Sheth
　　　Carl W. Zimmerman
　　　Seth Finkelstein

主审　宋　磊
主译　李卫平

中国科学技术出版社
·北京·

图书在版编目（CIP）数据

高级阴道手术 /（印）谢瑞什·S. 谢思 (Shirish S. Sheth),（美）卡尔·W. 齐默尔曼 (Carl W. Zimmerman),
（美）赛斯·芬克尔斯坦 (Seth Finkelstein) 原著；李卫平主译 . — 北京：中国科学技术出版社，2021.10
　　书名原文：Advanced Vaginal Surgery
　　ISBN 978-7-5046-9117-0

　　Ⅰ . ①高… Ⅱ . ①谢… ②卡… ③赛… ④李… Ⅲ . ①妇科外科手术 Ⅳ . ① R713

中国版本图书馆 CIP 数据核字 (2021) 第 143541 号

著作权合同登记号：01-2021-3999

Shirish S. Sheth, Carl W. Zimmerman, Seth Finkelstein
Advanced Vaginal Surgery
978-93-5070-017-2
Copyright © 2017 by Jaypee Brothers Medical Publishers (P) Ltd
All rights reserved.
Originally published in India by Jaypee Brothers Medical Publishers (P) Ltd
Chinese (in simplified character only) translation rights arranged with Jaypee Brothers Medical Publishers (P) Ltd through
McGraw-Hill Education (Asia)
本书封面贴有 McGraw-Hill Education 公司防伪标签，无标签者不得销售。
版权所有，侵权必究。

策划编辑　靳　婷　费秀云
责任编辑　黄维佳
装帧设计　佳木水轩
责任印制　李晓霖

出　　版　中国科学技术出版社
发　　行　中国科学技术出版社有限公司发行部
地　　址　北京市海淀区中关村南大街 16 号
邮　　编　100081
发行电话　010-62173865
传　　真　010-62179148
网　　址　http://www.cspbooks.com.cn

开　　本　889mm×1194mm　1/16
字　　数　234 千字
印　　张　13
版　　次　2021 年 10 月第 1 版
印　　次　2021 年 10 月第 1 次印刷
印　　刷　天津翔远印刷有限公司
书　　号　ISBN 978-7-5046-9117-0 / R · 2754
定　　价　158.00 元

译者名单

主　审　宋　磊　解放军总医院妇产医学部

主　译　李卫平　解放军总医院妇产医学部

副主译　赵恩锋　解放军总医院妇产医学部
　　　　张晓莉　解放军总医院妇产医学部

译　者（排名不分先后）
　　　　张晋宁　解放军总医院研究生院
　　　　田　野　解放军总医院研究生院
　　　　郭昕朦　南开大学医学院
　　　　宋姜楠　解放军总医院研究生院
　　　　张　琪　解放军总医院研究生院
　　　　尚　进　解放军总医院研究生院
　　　　张洋洋　南开大学医学院
　　　　王思东　解放军总医院研究生院
　　　　范一帆　南开大学医学院
　　　　董梓娴　南开大学医学院
　　　　陈　琳　解放军总医院妇产医学部
　　　　宋　琪　解放军总医院妇产医学部
　　　　涂　燕　解放军总医院妇产医学部
　　　　万利杰　解放军总医院妇产医学部

内容提要

本书引进自 Jaypee Brothers 出版社，由国际知名妇科阴式手术专家 Shirish S. Sheth 教授及其同事共同撰写，由国内 10 余位资深妇产科诊疗专家联袂翻译而成，是一部关于妇科阴式手术技巧与经验的经典著作。全书共 8 章，在总结回顾著者团队开展的阴式手术经验基础上，详细介绍了 81 个经典案例，阐述了妇科阴式手术的适应证及禁忌证、术前风险评估、手术步骤、操作难点和解决对策等内容，通过对典型病例及疑难病例的精辟论述，展示了著者努力克服手术禁忌证，不言放弃、勇于探索，实现患者利益最大化的历程，同时了反映了阴式手术治疗盆腔疾病的巨大潜力和实用性。本书图文并茂，内容详尽实用，适合探讨先进阴式手术挑战的妇科医师、产科相关医务人员及医学生阅读参考。

主审简介

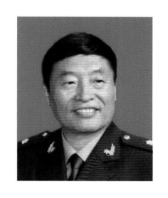

宋 磊 解放军总医院妇产医学部主任医师，医学博士。世界华人妇产科医师协会副会长，中国医师协会妇产科分会副会长，中国医师协会妇产科分会医疗安全与健康保障工作委员会副主任委员，中国医师协会妇科微创技术专业委员会副主任兼阴式组组长，中华医学会医疗事故鉴定委员会专家。《中华妇产科杂志》《中国实用妇产科杂志》《中国妇产科临床》《现代妇产科进展》《国际妇产科杂志（中文版）》等期刊编委。荣立三等功1次，获军队医疗成果奖二等奖1项，军队科技进步三、四等奖各1项。获林巧稚杯中国妇产科医师奖及推动行业前行的力量"十大医学促进专家"称号。参编专著10余部，发表论文70余篇。擅长卵巢癌细胞减灭术、外阴癌根治术和宫颈癌手术等妇科恶性肿瘤手术，以及膀胱阴道瘘和直肠阴道瘘修补，其改良的新阴式系列手术，如阴式子宫切除术、阴式卵巢肿瘤手术、阴式子宫广泛切除手术、保留子宫的广泛宫颈切除术、阴道成形术和新式经阴道POP手术等已形成技术特色。

主译简介

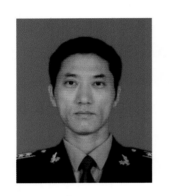

李卫平

李卫平　解放军总医院妇产医学部主任医师，教授，硕士研究生导师。中国医促会妇产科专业委员会委员，北京医师协会妇产科专委会理事，全军妇产科专业委员会妇科肿瘤学组委员，海南省妇产科专业委员会副主委，海南省妇科阴式手术培训中心主任。获 2019 年度海南省医师奖。参与编著医学著作多部。擅长妇科阴式系列手术、腹腔镜手术及疑难妇科恶性肿瘤手术，曾完成国际首例阴式输卵管吻合再通术。

副主译简介

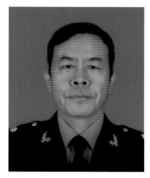

赵恩锋

赵恩锋 解放军总医院妇产医学部主任医师，教授，解放军医学院和南开大学医学院研究生导师。国家卫生应急处置指导专家，中华医学会北京妇产科分会委员，海南省妇科阴式手术培训中心名誉主任等。从事妇产科医疗、教学和科研工作 36 年。擅长各类妇科手术，尤其对妇科阴式手术有深入研究。

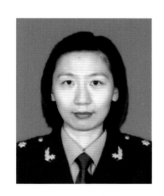

张晓莉

张晓莉 解放军总医院妇产医学部副主任医师。北京医学会生殖学分会青年委员，中国医促会妇产科专业委员会青年委员，中国研究型医院学会妇产科专业委员会青年委员。

中文版序

我们很高兴看到一部内容丰富、编排清新的阴道手术译著，着实难能可贵，为之点赞！

翻阅本书，关于阴道手术，不禁联想起几件事。

阴道手术有一段古老有趣的故事

阴道手术有一段较为久远的历史。早在 1829 年 7 月 26 日，法国医生 Joseph Recame 为一位 50 岁的子宫颈癌患者施行了首例经阴道全子宫切除（TVH）。1897 年，另一名法国医生施行了首例的经腹全子宫切除（TAH）。算下来，阴道手术应该是开腹手术的"母亲"了。

子宫颈癌的根治性手术也始于阴道手术，就是大家所知的 Schauta 开创的术式，接下来才是由他的学生 Wertheim 发明的经腹根治手术。即使在当时，经阴道根治术的死亡率（10%）也比经腹根治术死亡率（＞30%）要低。但是毕竟经阴道手术难度大、开展困难，之后就经历了一段长时间的腹部手术"统治"，即使在几十年前，人们还是习惯进行开腹手术，如 1979—1980 年，在美国施行的开腹子宫切除手术为 317 389 例，而经阴道的子宫切除手术只占其 1/3，即 119 972 例。直到腹腔镜的广泛应用及阴道手术的重新提起，才改变了手术的技术路线和方法。

阴道手术在法国创立，在德国发展，又在法国找到立足之地，并在当代逐步兴盛。中国的妇产科医生对阴道手术的发展也做了大量工作，积累了丰富的经验。早在 20 世纪 60 年代，我们就开展了针对子宫脱垂和宫颈癌的阴道手术，当时上海的郭泉清、安徽的张其本等都是开展经阴道手术的专家，他们是国内开创经阴道广泛子宫切除术的先驱。到了 21 世纪，宋磊及其团队在各地广泛开展了盆底重建手术及经阴道腹腔镜联合手术，为阴道手术的创新和发展做出了卓越贡献。

最值得称道的是法国医生 Dargent 开创的可保留子宫的子宫颈癌根治术，即 Radical Trachelectomy 和腹腔镜辅助的 Schauta 手术（Coelio-Schauta），被认为是现代妇科手术的典范，也是阴道手术的时代标志，完全符合微创化和人性化。所以，Dargent 的名言就是"外科医生的职责并不是创造吉尼斯纪录,而是让他们的患者信任他们,并为患者提供最适合的治疗手段。"

当时 Dargent 及其学生们(M. Cosseon 等)出版了非常有意义的 *Vaginal Surgery*(《阴道手术》)。该书对阴道手术进行了全面回顾和敏锐展望,详细描述了局部解剖、间隔重建,包括经阴道的各种手术、与腹腔镜辅助或联合的手术,以及 POS 和 SUI 的手术,并对并发症的诊治处理进行了非常细致的阐述。而这些正是他们在 1992—1994 年所做的工作。

历史证明了阴道手术的卓越性和当代作用,包括技术进步、观念更新和文化考虑(精神、道德和美学)。如今又过去了 20 年,阴道手术的观念与技术也有了新的发展。

阴道手术符合微创化、人性化

微创是一种观念、一项原则,它应该是外科的基本观念,也是手术应恪守的原则。手术的途径、方式都应考虑微创的目的和效果,我们将其统称为微创外科学(minimally invasive surgery)。把内镜手术或某种手术特指为微创手术是不确切的,微创原则应贯穿始终:①切剪缝扎、一招一式,从切开到缝合;②器械改良、能量使用、血管闭合、材料改善都要符合微创的原则;③保持无菌、保持湿润、保持无血、保持清晰、保持轻柔、保持速度等,都是微创手术过程所需要的。请不要损伤!请减少损伤!这是我们的名言。手术室里最重要的是患者!从这些角度来审视,从这些方面来评判,经阴道手术是符合微创化观念和原则的,是符合人性化理念和标识的。

经阴道手术的适应证越来越扩大,这在本书里得到了非常充分的体现。从传统的经阴道子宫手术扩大到附件的各种问题;从剖宫产之后的粘连到各种癌瘤乃至特别复杂的情况,都可以经阴道来完成了。而且本书的一个重要特点是,每个观点和问题都有具体的实例加以具体说明,让人读后能得到很大的启发和领悟。所以,书名中的"advanced"是非常合理的,可以把它认为是高级的、进展的、改良与发展的。

然而,我们又无意建立"零开腹"的"勇士俱乐部",本书也没有忽略这一点,甚至还予以着重强调。对于阴道手术复杂多变情况的周密考虑，如选择好适应证、做好各种应急准备、与腹腔镜的联合、必要时转开腹等，均表明著者审慎、负责的态度。

近年发展起来的单孔腹腔镜手术（通过脐部），或通过自然腔道（如经阴道）的腹腔镜手术（V-NOTES），使微创化更加深入发展，其适应证不断扩大，国内学者已有相关专著出版。

另一项值得称奇的是经"自然腔道取标本手术"（NOSES），是通过自然腔道把手术的标本取出来，这应该是令人惊艳叫绝的。此手术彻底打开盆腹腔甚至胸腔的壁垒，将普通外科、泌尿外科和妇产科等联合起来，发挥口腔、直肠和阴道三个自然腔道的通达枢纽作用，使其成为手术操作、标本取出的要道胜地。正所谓，"天赐恩宠三腔道，人与自然有通途"。这是多系统、多学科的组合，不仅是跨学界、跨学科，也是协作、整合和共享，使患者最大限度地获益。患者的满意和快乐就是外科医生的追求和境界！

阴道手术应是妇产科医生的必备技能

一个妇产科医生必须掌握的手术本领中，开腹手术、阴道手术和内镜手术三者缺一不可，尤其是阴道手术，如果有所欠缺，必须进行弥补。因为阴道手术技术不准确、不精确，作为妇产科医生的我们可能就像缺了一只手。

我也常说，阴道无小手术，不可小视阴道手术。尽管存在一些困难，包括因阴道空间狭小、显露困难，使得照明不便、术野有限，因其周围器官很重要，术中易发生损伤，问题处理棘手等，产科医生一定要有一个好的解剖观念和技术训练，要经历比较长的学习曲线，要勤于实践、善于思考，逐渐使自己成为阴道手术的行家里手。

一个手术做得顺利，做得成功，关键是取决于决策，其在手术成功因素中占75%；另外就是手术技巧，占25%。做好决策的重要一点就是选择好适应证，避免并发症。适应证的选择与医生的经验、特长，甚至偏好有关，但一切都应从患者出发，从病情出发，符合规范化、个体化和人性化，而且适应证也是相对的，不是绝对的；选择是有限制的，不是没有限制的。因此，要做到知己知彼、百战不殆、扬长避短、趋利除弊。不必追求一种方式，不必困守一种方式，不必期望用一种方式解决一切问题。

我认为，一个妇产科医生的职业热情，在某种意义上也包括对手术的无比热情，包括对阴道手术充满热情和激情。这并不意味着我们只追求手术本身，我们还要追求这个过程及其给患者带来的巨大益处。这表明我们对自己工作的热诚，对研究成果的诚实，以及在手术过程中的劳动令人心悦诚服，正像我们阅读这本书一样。

外科手术应该是可以复制的，不是说外科手术要重复得完全一致，也不可能完全一致，但这或许正是外科手术的乐趣。手术方式是可以教授、传播的，别人可以学习和掌握，不可能也不应该只有一个人或几个人能做，这也是我们要给作者团队点赞的原因。通过阅读、学习和实践，要形成我们自己的领悟和提高。

诚然，阴道手术还有其他不可忽视的要素，比如患者（patient），包括体位（position）、麻醉（anesthesia）、输血准备（transfusion of blood）、器械（instrument）、电系统（electrosurgery system）、针与线（needle and suturing），当然还有我们的团队（team）。

从这本书里，我们学习到了阴道手术的微创原则和微创手术的具体技术，我们从中体会到，手术是技术，也是艺术，更是哲学。

感谢各位著者和译者！

北京协和医院

中国工程院院士

原书序

很荣幸向大家介绍由阴式手术专家 Shirish S. Sheth 教授和他的两位同事撰写的最新妇科著作。我本人对阴式子宫切除术的兴趣始于 1956 年，当时我接受了牛津大学的培训，在塔斯马尼亚的霍巴特担任妇科住院医师。所以，我有机会亲身感受过去 60 年中，人们对该术式态度发生的巨大变化。在那个年代，全世界绝大多数子宫切除术都是经腹中线切口进行的，手术方式的变更极为缓慢。1957—1958 年，我在牛津工作时曾参与了 Hawksworth 和 Roux 所报道的开拓性 "Oxford 1000" 阴式子宫切除术系列，他们在 Bonney 和 Stallworthy 的基础上记录了成果，但术式变化在英国受到了阻力。后来，Mohammed Hefni、Adam Magos 和 Ray Garry 继续推进这项工作，并做出重大贡献。在大西洋的另一边，从 20 世纪 40 年代起，芝加哥学者 Heaney 和许多其他创新者也在推广类似术式。随后，南非学者 Joel Cohen 在特拉维夫的贝林森成为另一位阴式子宫切除术的倡导者。当时在英国牛津大学等医学中心，阴式子宫切除术已成为一种手术技巧，而澳大利亚的妇科医生几乎都在英国接受过培训，他们将这项手术技巧带回国内，使澳大利亚的阴式子宫切除术手术率在发达国家中位居第一。美国的另一位开创者是坦帕的 James Ingram，他的同事 Hoffman 和 Spellacy 于 1995 年出版了 *Difficult Vaginal Hysterectomy*，如今已成为经典著作。1993 年，像 Summitt 这样的阴式子宫切除日间手术的支持者也发出了新的讯息。同时，来自罗得岛普罗维登斯的 David Nichols 教授在感恩节周末的研讨会上所做的杰出贡献也会被人们永远铭记。当然，还有其他重要时刻，但 Sheth 教授从 20 世纪 90 年代初开始的工作展示了阴式子宫切除术中附件手术的可行性与安全性，大大扩展了该术式的作用，这项突出贡献对大多数妇科医生来说是一种启示。他是一名出色的术者、一位天才教师及一位勇闯无人之境的勇者，这些独特的天赋确保了他在业内的巅峰地位。令人惊讶的是，他能够在我们学科的国际最高梯队中，将大量手术工作、慈善工作与繁重的任务结合在一起。随着非手术治疗的新模式发展，世界范围内子宫切除率正稳步下降，所以他在这一领域的丰富经验很可能永远无人能及，因此本书对后辈学者来说更加重要。本书再次强调了阴式手术治疗盆腔疾病的巨大潜力和实用性，并辅以另外两位经验丰富的阴式手术外科医生的经验，汇集了 Sheth 教授一生工作经验的精华。本书主要针对有手术经验的人员，但同样适合所有真正希望了解该学科新时代潜力，并希望探讨先进阴式手术挑战的妇科医生。

Prof. Alan D. Hewson AM PhD MD FRANZCOG FRACS FRCOG FRCSEd
Conjoint Professor, Faculty of Health,
University of Newcastle, NSW, Australia

译者前言

随着微创技术的理念革新、能量器械的应用，妇科阴式手术日趋完善与成熟，取代了部分腹式和腹腔镜下子宫切除术。阴式手术的优点在于出血少、腹部无切口、损伤小，患者利益最大化等，充分体现了妇科微创技术的发展理念。

随着技术的进步，阴式子宫切除术的适应证也在不断扩大，子宫体积大于 12 孕周、盆腔手术史、卵巢肿物、子宫内膜异位症、无阴道分娩史已不再是阴式子宫切除术的绝对禁忌证。著者从阴式子宫切除术及子宫减瘤术、伴剖宫产史的阴式子宫切除术、伴附件病变的阴式子宫切除术、未生育患者阴式子宫切除术、阴式子宫切除术治疗子宫内膜癌、失败的阴式子宫切除 / 经阴道手术、阴式子宫切除术特殊病例等方面精选了 81 个经典病例，详细阐述了阴式子宫切除术的适用范围及操作技巧，同时通过 5 种罕见病例，如有子宫破裂和两次剖宫产史、未生育患者伴卵巢囊肿蒂扭转、膀胱结石取出、宫角妊娠、巨大子宫肌瘤，展示了著者团队努力克服手术禁忌证，甚至将其转为适应证，实现了患者利益最大化，充分体现了阴式子宫切除术的临床实用性，促进了妇科阴式手术技术的进步与创新。

本书由解放军总医院多位妇科阴式手术专家翻译并审校，忠实还原了原著的微创理念及思想，展现了著者近 20 年的阴式手术经验，我们希望读者阅读本书后，能够获得启发并实现它。在翻译过程中，我们先由中青年医生对各章进行第一轮翻译，再组织大家互审，然后由高年资医生审阅，同时邀请相关专家学者参考国内情况推敲审阅，以达到既忠实于原著又贴近国内情况的目的。由于专业术语艰涩，中外语言表达习惯差异，书中可能还会存在一些偏颇或欠妥之处，我们殷切希望得到读者的反馈，以便再版时完善。

解放军总医院妇产医学部　李卫平　赵恩锋　张晓莉

原书前言

当循证研究表明经阴道子宫切除术是保持腹部无创的最佳途径时，人们不禁要问，这种方法能否用于子宫切除术以外的更多领域？对于这个问题，主要的关注点在于能否获得最佳的外科手术操作，避免更大的有创性操作，获得最短的住院时间，以及减少并发症和费用等问题。

随着阴式手术经验的增加，手术适应证也相应增加，相关禁忌证减少。这使得选择性阴式子宫切除术（伴或不伴输卵管卵巢切除）的水平进一步提高。我们希望将手术策略和技术推荐给更多人，以克服通常被认为是不可能的或被视为理所当然的禁忌证。

我们将良好的经验呈现给诸位同仁，让大家熟悉并考虑超越常规的可能性，进而使患者受益。书中内容包括绝大多数在临床实践中遇到的情况，同时希望利用这一机会来提高专业判断和处理罕见情况的能力。手术的安全与成功取决于三个方面：①良好的外科手术解剖；②术前制订策略；③愿意在术中重新评估，并进行良好的临床判断。读者将在书中讨论的病例中进一步掌握这些概念。

妇科医生，特别是行阴式子宫切除术的医生，需要在没有腹腔镜辅助的情况下，逐步掌握阴式手术技术。毫无疑问，腹腔镜手术的出现使得我们可以尝试做对患者最有利的事情。

一些手术禁忌证与过去的技术缺乏有关，对禁忌证的关注使外科医生更便于开展手术，弥补其技术弱点。在过去，没有超声、MRI 或 CT 扫描、肿瘤标志物、腹腔镜和强效抗生素。事实上，对于所有初学者来说，部分禁忌证的存在可以防止并发症，如子宫增大超过妊娠 12～14 周或伴有可活动的良性卵巢囊肿，我们经过大量实践后，积累了一些这类情况的经验，发现这些禁忌证是可以减少或消除的，如未生育的女性、子宫肌瘤及既往存在盆腹腔手术（尤其是剖宫产手术）史的情况，是医源性的而非真正的禁忌证。但简单施行腹式子宫切除术或不科学地推广腹腔镜子宫切除术会让人们忽略阴式手术及其优势。

如果腹腔内有复杂的或干扰手术的病变，腹部手术时难道会不考虑这些情况而选择不进入腹腔或排除腹式子宫切除术吗？同样，我们也应给予经阴道自然腔道的充分认识。

麻醉下盆腔检查应成为确定手术路径和技术的金标准，因为它可以查清、确认和指导手术。腹腔镜手术对我们来说是一件幸事和一项伟大的术式补充，因为它证明了阴式手术相较于腹式手术的优越性，腹腔镜子宫切除术的最大优点是它不用开腹。然而，如果两者都可选择的话，它不能替代或与阴式子宫切除术竞争。实际上，阴式子宫切除术是有创性最小的，与所谓的微创腹腔镜子宫切除术相比，自然通道入路的有创性更小。然而，不同的是，腹腔镜手术可以通过穿刺一个直径 5mm 的诊断性腹腔镜镜头，将腹腔内影像转化为图像。但必须注意的是，世界范围内有 80% 的地区没有腹腔镜和（或）腹腔镜医生。因此，如果不推广阴式子宫切除术进一步发展的话，大量手术只能通过腹式进行。

在一个消费者驱动的社会中，阴式手术的优势在于腹部无瘢痕，所以会有更多的需求。

对于不需要切除淋巴结的子宫内膜癌女性，如果推广阴式子宫切除术，将增加外科手术的吸引力和亲和力。在侵袭性宫颈癌的病例中采用 Schauta 根治性阴式子宫切除术和腹腔镜淋巴结清扫术可以避免开腹。然而，我们需要妇科医生实施 Schauta 根治性子宫切除术及腹腔镜淋巴结清扫术，以避免腹部切口，推广腹腔镜手术。

Shirish S. Sheth
Carl W. Zimmerman
Seth Finkelstein

致　谢

处理困难或相对禁忌证的病例时，可能需要高级麻醉医师的协助，为此，我们要感谢麻醉医师 Shilpa Bhojraj 医生、D. Dasgupta 医生、Daizy Jokhi 医生、Hemant Mehta 医生、Amla Rege 医生、Shaila Telang 医生等同事的卓越贡献。同时，也要感谢 M. Jain 医生、S. Golwala 医生、Bharat Shah 医生及其他内科医生，感谢 Sudeshna Ray 医生和护理专家 E.P. Lobo 女士、Aleyamma Jose 女士的帮助，感谢 Kurush Paghdiwalla 医生在需要腹腔镜手术或复杂手术时能够随时待命。

我们衷心感谢所有为本书出版做出贡献的人，感谢 Kavita Dama 女士和 Rita Chettiar 女士的协助，感谢她们在电脑前的辛勤工作。

最后，我们还要感谢印度新德里 Jaypee Brothers 出版社的董事长 Jitendar P. Vij 先生、总裁 Ankit Vij 先生、内容副总监 Chetna Malhotra Vohra 女士和开发编辑 Nedup Denka Bhutia 女士在早期给我们的许可，并尽一切可能帮助我们出版本书。同时，我们对辛苦编写本书的各位著者表示深深的谢意。

献　词

谨以此书献给所有存在手术禁忌、抵触心理和情绪紧张的患者，所有与我一样犯过错误的医生，所有对学习和推广微创阴式子宫切除术有着热情、渴望及雄心壮志的人，以及所有通过弥补技术弱点、减少并发症以提高手术技巧、分享手术经验，从而为女性谋求最大福祉的人。

目　录

绪论 001

一、常规手术创伤 001

二、子宫切除术循证医学研究的 Cochrane 数据库综述 002

三、非常规阴式子宫切除术需关注的注意事项 003

四、谨记 003

五、术前准备 004

六、试验性阴式子宫切除术的"试验"是指从阴道切除子宫 004

七、妇科经阴道手术用于不经腹的子宫切除术 008

第 1 章　阴式子宫切除术伴子宫减瘤术 013

一、概述 013

二、典型病例 019

病例 1：阴式子宫切除术伴子宫减瘤术 019

病例 2：阴式子宫切除术 + 子宫减瘤术 + 双侧输卵管卵巢切除术（CA125 为

　　　　516 U/ml ）.. 021

病例 3：阴式子宫切除术伴子宫减瘤术 + 卵巢囊肿剥除术 022

病例 4：阴式子宫切除术伴巨大子宫减瘤术 + 双侧输卵管卵巢切除术 024

病例 5：阴式子宫切除术伴子宫减瘤术 + 双侧输卵管卵巢切除术用于 2 次剖

　　　　宫产史患者 027

病例 6：阴式子宫切除术伴子宫减瘤术 + 双侧输卵管卵巢切除术 + 腹腔镜下

　　　　胆囊切除术 028

病例 7：未生育患者巨大子宫减瘤术及附件切除术 032

病例 8：肥胖未生育患者子宫减瘤术及双侧输卵管切除术 034

病例 9：巨大子宫减瘤术及双侧输卵管切除术（一）............................... 035

病例 10：巨大子宫减瘤术及双侧输卵管切除术（二）............................. 036

病例 11：巨大子宫腺肌瘤减瘤术及双侧输卵管切除术（一）................... 037

病例 12：巨大子宫腺肌瘤减瘤术及双侧输卵管切除术（二）................... 038

病例 13：绝经后复发性出血的巨大子宫分切术及双侧输卵管切除术 039

病例 14：血管升压素辅助早期子宫减瘤术 040

第 2 章　有剖宫产史的阴式子宫切除术 ··· 042

一、概述 ··· 042

二、典型病例 ··· 044

病例 15：阴式子宫切除术 + 左侧卵巢囊肿剥除术 ·························· 044

病例 16：阴式子宫切除术 + 压力性尿失禁修补术 ························· 047

病例 17：阴式子宫切除术 + 子宫减瘤术 ······································ 048

病例 18：阴式子宫切除术 + 右侧卵巢囊肿剥除术（伴子宫内膜增厚？）··· 049

病例 19：阴式子宫切除术 + 左侧输卵管卵巢切除术用于卵巢子宫内膜异位囊肿的
　　　　重度肥胖患者 ·· 051

病例 20：阴式子宫切除术 + 双侧输卵管卵巢切除术用于右侧卵巢子宫内膜异位囊
　　　　肿患者 ·· 053

病例 21：阴式子宫切除术 + 双侧输卵管卵巢切除术用于异常子宫出血伴剖宫产及
　　　　子宫破裂史患者 ··· 056

病例 22：阴式子宫切除术 + 阴道切除术 + 双侧输卵管卵巢切除术用于绝经后出血
　　　　伴重度肥胖和糖尿病患者 ·· 059

病例 23：阴式子宫切除术及改变膀胱反折腹膜入路 ························ 061

病例 24：阴式子宫切除术用于 2 次古典式剖宫产史伴重度吸烟患者 ··· 066

病例 25：阴式子宫切除术 + 子宫减瘤术 + 双侧输卵管残端切除术用于无阴道分娩
　　　　史的 4 次剖宫产史患者 ··· 067

病例 26：阴式子宫切除术 + 双侧输卵管切除术用于无阴道分娩史的 1 次剖宫产史
　　　　患者 ··· 068

病例 27：阴式子宫切除术 + 子宫减瘤术用于 6 次经腹中线手术（5 次剖宫产术及
　　　　1 次异位妊娠手术）的重度肥胖吸烟患者 ·· 069

第 3 章　既往有子宫手术史的经阴道子宫切除术 ································· 072

典型病例 ··· 072

病例 28：阴式子宫切除术用于经腹肌瘤剔除术史的未生育患者 ········ 072

病例 29：阴式子宫切除术 + 双侧输卵管切除术用于经腹肌瘤剔除术后肌瘤复发的
　　　　初产妇 ··· 073

第 4 章　经阴道子宫切除术与附件病变 ·· 075

一、概述 ··· 075

二、典型病例 ··· 080

病例 30：双侧巨大输卵管积水的阴式全子宫双附件切除 ················· 080

病例 31：阴式子宫及左侧输卵管卵巢切除术用于卵巢子宫内膜异位囊肿伴 2 次剖
宫产史肥胖患者 ·· 082

病例 32：左侧卵巢子宫内膜异位囊肿及右侧卵巢畸胎瘤伴 2 次剖宫产史的阴式全
子宫双附件切除术 ·· 084

病例 33：双侧卵巢子宫内膜异位囊肿及"凹陷征"阳性的阴式全子宫双附件切除术 ········· 087

病例 34：实性卵巢肿物的阴式全子宫双附件切除术 ··· 090

病例 35：卵巢实性肿物（伴子宫内膜息肉？）的阴式子宫及双侧输卵管卵巢切除术 ········· 091

病例 36：经阴道子宫及双侧附件切除术后因卵巢肿物中转开腹（因卵巢癌失败的经
阴道入路） ·· 093

病例 37：因右侧阔韧带肌瘤行阴式子宫切除术及双侧输卵管卵巢切除术及右侧阔韧
带肌瘤切除术 ·· 094

病例 38：因左侧卵巢囊肿蒂扭转行阴式子宫切除术及双侧输卵管卵巢切除术 ··············· 097

第 5 章　未生育患者阴式子宫切除术 ·· 101

典型病例 ··· 101

病例 39：阴式子宫切除术用于处女膜完整的未生育患者 ·· 101

病例 40：阴式子宫切除术与子宫减瘤术 ··· 104

病例 41：阴式子宫切除术 + 子宫减瘤术 + 右侧卵巢子宫内膜异位囊肿剥除术（子宫
肌瘤剔除术史） ··· 104

病例 42：阴式子宫切除术 + 双侧输卵管卵巢切除术用于双侧输卵管重度积水患者 ········· 106

病例 43：阴式子宫切除术 + 阴道切除术 + 双侧输卵管卵巢切除术用于肥胖、糖尿病
的子宫内膜癌患者 ·· 107

病例 44：阴式子宫切除术 + 双侧输卵管卵巢切除术用于左侧卵巢囊肿蒂扭转患者 ········· 108

第 6 章　阴式子宫切除治疗子宫内膜癌 ··· 111

一、概述 ··· 111

二、典型病例 ·· 116

病例 45：阴式子宫切除术 + 阴道切除术 + 双侧输卵管卵巢切除术用于绝经后出血伴
子宫内膜复杂性增生伴不典型性患者 ··· 116

病例 46：阴式子宫切除术 + 阴道切除术 + 双侧输卵管卵巢切除术用于绝经后出血伴
子宫体癌综合征的子宫内膜癌患者 ··· 119

病例 47：阴式子宫切除术 + 阴道切除术 + 双侧输卵管卵巢切除术用于子宫内膜癌患者 ········ 121

病例 48：阴式子宫切除术 + 阴道切除术 + 双侧输卵管卵巢切除术用于绝经后出血伴
子宫体癌综合征的子宫内膜癌患者，试验性经阴道途径失败，经腹行淋巴
结清扫术 ··· 122

病例 49：子宫内膜复杂性非典型增生的阴式全子宫双附件切除伴阴道切除术用于
　　　　　宫体癌症综合征合并既往心脏支架术史患者 ·· 125

病例 50：高分化子宫内膜腺癌的阴式全子宫双附件切除伴阴道切除术 ················· 126

病例 51：阴式全子宫双附件切除 + 阴道切除用于绝经后阴道出血的子宫内膜癌伴
　　　　　2 次剖宫产史及 1 次疝气修补手术史患者 ······································· 127

病例 52：绝经后阴道出血伴多发性胆囊结石患者的阴式全子宫双附件切除术 + 部
　　　　　分阴道壁切除 + 腹腔镜下胆囊切除 ··· 129

病例 53：阴式子宫切除术 + 阴道切除术 + 双侧输卵管卵巢切除术 + 腹腔镜下胆囊
　　　　　切除术用于子宫内膜癌患者，试验性经阴道入路失败，经腹淋巴结清扫 ····· 131

第 7 章　阴式子宫切除 / 试验性经阴道入路 ··· 135

典型病例 ··· 135

病例 54：未诊断的子宫腹壁粘连带 ·· 135

病例 55：子宫颈与腹壁粘连 ··· 137

病例 56："子宫游离"空间消失（子宫宫颈三角改变）······································ 140

病例 57：卵巢子宫内膜异位症伴"凹陷征"阳性 ··· 141

病例 58：巨大子宫 ··· 143

病例 59：卵巢恶性肿瘤 ··· 144

病例 60：子宫体积阻碍下降 ··· 146

病例 61：盆腔炎所致的广泛粘连限制阴式子宫切除 ··· 148

病例 62：意料之外的子宫腹壁粘连（一）·· 149

病例 63：意料之外的子宫腹壁粘连（二）·· 150

病例 64：意料之外的子宫腹壁粘连（三）·· 151

病例 65：寄生性肌瘤和难以触及的附件导致腹腔镜下完成阴式子宫切除术 ··········· 152

第 8 章　特别病例：经阴道子宫切除 ··· 154

典型病例 ··· 154

病例 66：阴式子宫切除用于子宫破裂及 2 次剖宫产史患者 ································· 154

病例 67：未使用腹腔镜辅助的阴式子宫切除术用于阔韧带肌瘤和对侧子宫内膜异
　　　　　位囊肿患者 ··· 156

病例 68：阴式子宫切除术用于 CIN Ⅲ 患者 ·· 158

病例 69：阴式子宫切除术用于转移性乳腺癌合并子宫腺肌症患者 ······················ 159

病例 70：阴式子宫切除术用于葡萄胎预防性手术 ··· 161

病例 71：阴式子宫切除术 + 双侧输卵管卵巢切除术用于卵巢囊肿蒂扭转患者 ········ 162

病例 72：阴式子宫切除术用于有经腹子宫切除术失败史的子宫肌瘤患者 …………………… 164

病例 73：阴式子宫切除术用于因肺纤维化行局部麻醉患者 ………………………………… 167

病例 74：阴式子宫切除术改变膀胱反折腹膜入路（阴式全子宫＋双侧输卵管
卵巢切除术）………………………………………………………………………… 170

病例 75：双角子宫的阴式子宫切除术 …………………………………………………………… 171

病例 76：经阴道全子宫切除术、膀胱切开取石术及阴道前后壁修补术 ……………………… 172

病例 77：阴式子宫切除术用于急诊治疗宫角异位妊娠患者 ………………………………… 176

病例 78：阴式子宫次全切除术用于网片修补术后 10 年患者 ……………………………… 177

病例 79：阴式子宫切除术用于因宫颈肌瘤和黏膜下肌瘤引起的嵌顿性子宫脱
垂患者 ………………………………………………………………………………… 178

病例 80：阴式子宫切除术用于正在进行非妇科恶性肿瘤化疗中的未生育患者 …………… 179

病例 81：阴式子宫切除术用于有剖宫产史重度肥胖的子宫内膜癌患者 …………………… 181

绪 论
Introduction

书中给出的所有病例均来自作者个人或医院中的病例。每个病例并不都是"病例报告"，但除个别罕见病例之外均做了阴式手术。这些罕见病例包括5种类型：①有子宫破裂和2次剖宫产的病史；②未生育患者伴卵巢囊肿蒂扭转；③膀胱结石取出；④宫角妊娠；⑤巨大子宫肌瘤。所有患者均在无腹腔镜的情况下经阴道行子宫切除术。其余的病例在日常实践中经常遇到，是否开展该术式取决于我们的经验、热忱、想要尝试阴式手术的热情及其他因素。每个病例的盆腔检查结果和手术步骤会有微小的变化。病例中列出了全面检查后所有的异常结果，正常结果未列出。

的确，对于作者来说，尽管身处各地，但能够因为同样的目标聚集在一起是非常令人开心的。当有机会可以行阴式手术时，我们三人彼此尊重、欣赏和鼓励，从坚持甚至失败中汲取教训，从而使患者受益。本书展示了从印度到美国的多种风格，而印度风格起源于英国的时代。

这本书很好地证明了有目标就有方法。"目标"指的是让受疾病之苦的女性获得最小的创伤和最大的收益，"方法"指的是妇科手术，即阴式手术。

手术者的热情促进了该领域的重大进展，为了减轻女性的痛苦，他们处理禁忌证病例，努力克服这些禁忌证，甚至转换了一些作为适应证。

我们希望读者在获得这些经验后，能够获得启发并且有一天能实现它。

一、常规手术创伤

不管是与开腹手术还是与腹腔镜手术相比，阴式手术都比经腹手术创伤更小。对于单纯子宫切除术，开腹手术或腹腔镜手术的切除/离断量与阴式子宫切除术相同，但需要额外打开腹部或增加从皮肤到腹腔的4～5个穿刺口。众所周知，无论是大的还是小的经腹切口都是额外的手术操作。因此，尽管被标记为微创，腹腔镜下子宫切除术（vaginal hysterectomy，LH）或腹腔镜辅助阴式子宫切除术（laparoscopically assisted vaginal hysterectomy，LAVH）比阴式子宫切除术更具"有创性"。值得注意的是，阴式子宫切除术是创伤最小的，腹腔镜子宫切除术比经腹子宫切除术（abdominal hysterectomy，AH）创伤更小。

与腹腔镜子宫切除术不同，阴式子宫切除术所用的器械几乎是永久性的。从经济学上来讲，大多数器械可以反复使用，不需要更换。

腹部完整可以保证术后快速恢复，缩短住院时间，保持心情愉悦，并且是最经济的［其余的我们是为了舆论和（或）商业目的］。因此通过阴式子宫切除术，女性将获得最小的创伤，并保持腹部完整。关于阴式子宫切除术的地位，从 Cochrane 数据库和循证医学得出的结论如下。

二、子宫切除术循证医学研究的 Cochrane 数据库综述

• 当阴式子宫切除术不可用时，腹腔镜下子宫切除术或许可以避免经腹子宫切除术的使用。

• 与阴式子宫切除术相比，腹腔镜下子宫切除术并无优势。

• 与腹腔镜 / 完全经腹子宫切除术相比，阴式子宫切除具有更好的疗效和更少的并发症。

• 机器人子宫切除术（robotic H，RH）应该被放弃或行进一步评估。

2009 年，美国妇产科医师学会得出结论，阴式子宫切除术比腹腔镜或经腹子宫切除术效果更好，并发症更少。

1989 年，Harry Reich 医生率先进行了第 1 例腹腔镜子宫切除术，他推荐阴式子宫切除术，因为比腹腔镜子宫切除术更安全。

毫无疑问，阴式子宫切除术是最符合女性利益的选择。如果不是为了手术演示或手术操作，而是患者确实需要的话，阴式子宫切除术唯一显露的是手术者的弱点。腹腔镜下子宫切除术应作为经腹子宫切除术的一种可替代的选择。

三、非常规阴式子宫切除术需关注的注意事项

1. 详细的病史。

2. 细致的临床查体。

3. 会诊时，如发现阴道路径不明确，应以超屈位检查患者。

4. 临床检查子宫大小及超声检查子宫体积。

5. 可靠的超声专家和超声检查。

6. 麻醉时体格检查（examination under anesthesia，EUA）。

7. 经验丰富的麻醉医生将血压维持在 100～110mmHg/70～80mmHg，除非患者情况要求更高。

8. 经验丰富的助手。

9. 积累经验。

10. 考虑试验性阴式子宫切除和（或）试验性经阴道途径手术时，应确认能够开展腹腔镜辅助和（或）开腹手术。

11. 在安全与自身能力范围之内保持自信与恒心。

四、谨记

- 血管走行。
- 子宫减瘤。
- 切断可行的高位侧方连接。
- 如果没有出血或创伤风险等禁忌，坚持下去。
- 夹住突出的输卵管和卵巢，这表明已经接近宫角了。
- 有剖宫产史的患者，有小概率可能在腹壁至子宫前壁出现粘连带，这与下腹壁与子宫宫颈表面的紧密连接不同，下腹壁的连接会出现宫颈 - 宫底征。
- 宫底邻近小肠 / 结肠或与之粘连。
- 手术中排空膀胱，尤其是行附件切除术时（如果手术延长的话）。
- 必要时应停止手术重新评估。
- 放弃"尝试"比出现并发症更安全，即试验性阴式子宫切除术 / 经阴道路径手术失败。
- 医疗纠纷。

五、术前准备

1. 手术适应证评估。

2. 可靠的超声报告。

3. 根据患者需求收住院。

4. 如果需要的话选择合适的麻醉医生。

5. 合适的手术助手（住院医生 / 护士）。

6. 冰冻病理设备。

7. 试验性阴式子宫切除术 / 经阴道途径手术。

8. 备用的腹腔镜外科医生。

六、试验性阴式子宫切除术的"试验"是指从阴道切除子宫

试验性经阴道手术"试验"不是指子宫切除术，而是经阴道途径处理子宫外其他的病变，如附件区肿块需要阴式子宫切除术 + 附件切除术。

我们真诚希望并期待其他同事能够超越常规的阴式子宫切除术，实现经阴道路径的优点，同时保持腹部完整。未来一定会有丰富的资料来指导和激励它的实现。

（一）什么是微创（图 0-1）

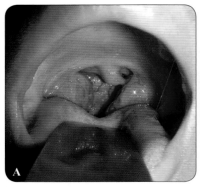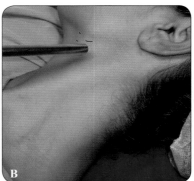

▲ 图 0-1 微创

A. 经口腔可看到扁桃体，并很容易取出，就像子宫可以从阴道取出，这要小于 B 图的创伤；B. 经下颌腔镜下切除扁桃体，就像子宫可以通过腹腔镜下切除［引自 Best Practice & Research-Clinical Obstetrics & Gynaecology. Edited by Prof.S.Arulkumaran，2011；25（2）：115-32.］

（二）宫颈阔韧带间隙（图 0-2）

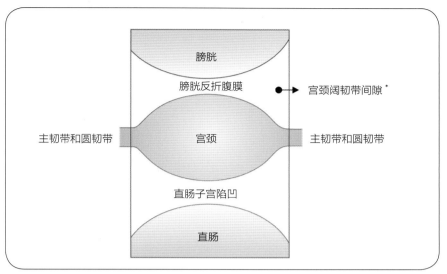

*. Sheth 宫颈阔韧带间隙

▲ 图 0-2　宫颈阔韧带间隙

膀胱与宫颈或宫颈外表面之间的间隙，膀胱外侧 1/5 以下的间隙比膀胱中央 3/5 的间隙大得多［引自 Sheth SS. Access to vesicouterine and rectouterine pouches.In：Vaginal Hysterectomy，2nd edition. New Delhi，India：Jaypee Brothers Medical Publishers（P）Ltd；2014；pp.31-50.］

（三）纵切尺寸相同伴其他尺寸不同（图 0-3）

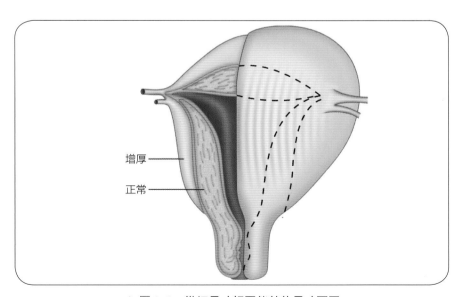

▲ 图 0-3　纵切尺寸相同伴其他尺寸不同

子宫大小在多切面上不成比例地增加（前侧和横向尺寸上与纵向尺寸相比）［引自 Sheth SS.Newer Perspectives.Vaginal Hysterectomy，2nd edition.New Delhi，India：Jaypee Brothers Medical Publishers（P）Ltd；2014.pp.225-234.］

（四）开始减瘤（图 0-4）

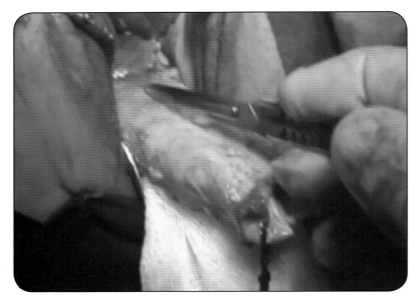

▲ 图 0-4 为行子宫减瘤术将宫颈从中间一分为二

（五）剖开宫颈和部分子宫以进行减瘤（图 0-5）

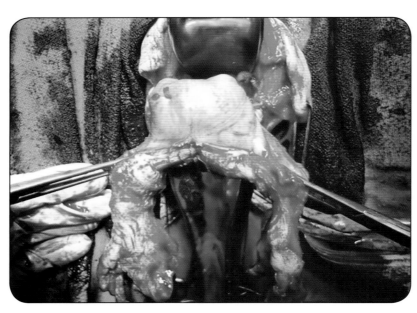

▲ 图 0-5 切开的子宫

引自 Goel N，Rajaram S，Jain S，Singh S. Trial vaginal hysterectomy and trial vaginal route. In：Sheth SS (Ed). Vaginal Hysterectomy，2nd edition. New Delhi，India：Jaypee Brothers Medical Publishers（P）Ltd；2014；pp. 116-122.

（六）减瘤：剔除子宫肌瘤瘤核（图 0-6）

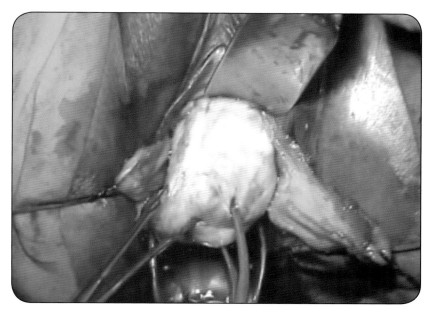

▲ 图 0-6　宫颈切开后剔除子宫肌瘤瘤核

（七）离断右侧子宫韧带及血管处理左侧卵巢囊肿（图 0-7）

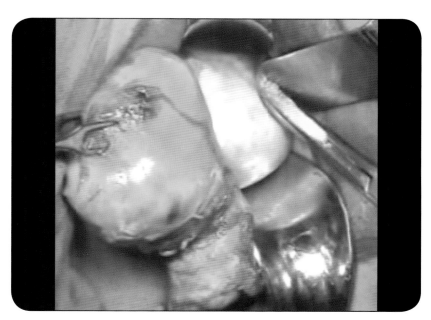

▲ 图 0-7　左侧卵巢肿瘤，切断所有对侧连接，牵拉子宫并行输卵管卵巢切除术

（八）用于钳夹骨盆漏斗韧带的卵巢钳（图 0-8）

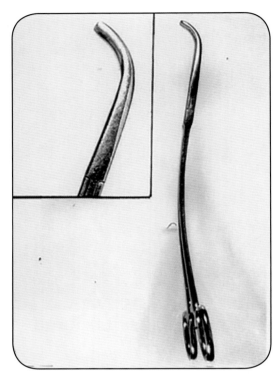

▲ 图 0-8　特殊设计的卵巢或 Sheth 附件钳

引自 Br J Obstet & Gynecol, 1991; 98: 662-6.

七、妇科经阴道手术用于不经腹的子宫切除术

（一）适应证

1. 常见适应证

常见子宫脱垂、异常子宫出血、子宫肌瘤、子宫腺肌症、肌瘤性息肉、宫颈和子宫内膜癌前病变。对一些人来说，就是过去所说的"不正常的阴道出血"。

2. 不常见适应证

• 阴式子宫切除术＋病理良性的附件切除术。

• 阴式子宫切除术用于处女膜完整的精神障碍患者的月经周期管理。

• 阴式子宫切除术用于子宫内膜癌。

• 阴式子宫切除术用于宫颈上皮内瘤变 CIN Ⅲ。

- 阴式子宫切除术用于宫颈癌 I A₁ 期（浸润深度不超过 3mm）。
- 阴式子宫切除术伴阔韧带肌瘤剔除术。
- 阴式子宫次全切除术。
- 腹腔镜下胆囊切除术和阴式子宫切除术：创伤最小的途径。
- 部分相对禁忌证。

（二）不使用腹腔镜辅助的阴式子宫切除术伴病理良性的附件切除术

对于卵巢皮样囊肿或其他良性囊肿，在阴式子宫切除术中有充足的空间完成输卵管卵巢切除术的全部步骤。对于附件病变患者，并不需要由阴式手术改为经腹或腹腔镜的子宫切除术，这可以保持腹部完整。

通常，卵巢囊肿可以通过阴道后壁切口剥除，那何不采用完全经阴道的途径来避免腹腔镜或腹部切口呢？卵巢囊肿的大小本身并不是限制手术的因素，因为囊肿通常可以被推开，然后再进行剥除。对于良性的附件区肿物，手术者会乐于行经阴道的附件切除术 [1-7]。

（三）阴式子宫切除术用于精神障碍患者的月经管理

许多妇科医生不喜欢采用阴式子宫切除是因为患者是未生育过的。精神障碍患者不仅仅是未生育过，而且拥有完整的处女膜。对于这些患者的月经管理需要行子宫切除术，已经有超过 120 名此类患者接受了阴式子宫切除术，从而避免了经腹或腹腔镜子宫切除。

这些手术可以激励大家为未生育的女性行阴式子宫切除术 [7-11]。

（四）阴式子宫切除术用于子宫内膜癌

在妇科医生对子宫内膜癌患者的各种治疗方案中，阴式子宫切除术具有一定的地位。

对子宫内膜异常增厚的绝经后出血需行子宫切除术的患者，以及经宫腔镜检查 + 诊刮术后诊断为子宫内膜癌的患者，作者强烈建议阴式子宫切除术。经阴道切除的子宫适合行冰冻病理检查，从而决定进一步的处理。这可以避免宫腔镜检查 + 诊刮术（dilatation and curettage，D&C）及具有更大创伤的经腹子宫切除术。相对来说，对"部分"恶性和浸润性的情况，阴式子宫切除术 + 双侧输卵管卵巢切除术（bilateral salpingo-oophorectomy，BSO）是创伤最小的手术[7, 12-14]。

（五）阴式子宫切除术用于宫颈上皮内瘤变Ⅲ

如果患者因 CIN Ⅲ需行子宫切除术，经腹或腹腔镜手术是不科学的。如果没有禁忌证，阴式子宫切除术是创伤最小的手术，同时行阴道切除会更佳[13]。

（六）阴式子宫切除术用于宫颈癌 IA_1 期（浸润深度不超过 3mm）

在发展中国家，获得宫颈癌 IA_1 期的病例非常困难，因为必须确定癌灶没有浸润更深。对于行手术的高风险女性，最好是在手术前后对石蜡切片的病理结果进行额外的关注[7, 15]。

（七）不使用腹腔镜辅助的阴式子宫切除术用于阔韧带肌瘤

因良性肿瘤指征行阴式子宫切除术，同时经阴道剔除阔韧带肌瘤，可使患者避免剖腹手术或腹腔镜辅助阴式子宫切除术。经阴道手术确实可以在无腹腔镜辅助的情况下行阔韧带肌瘤剔除术。

对于预防性手术或附件良性病变的患者，特别推荐给所有阴式手术外科医生经阴道巨大子宫切除术和输卵管卵巢切除术。笔者已对超过 25 例患者行不使用腹腔镜辅助的阴式子宫切除术 + 阔韧带肌瘤剔除术[5, 7, 16, 17]。

（八）阴式子宫次全切除术

在一些不常见的情况下，宫颈可能被保留。这可能出现在需要进行子宫切除术的患者想要保留宫颈，同时想要保持腹部完整，即想要行阴式子宫切除术的情况。

阴式子宫次全切除需要更加谨慎和高超手术技巧，可能不适合所有的妇科医生。然而，尽管对于同一个患者来说，它可能比阴式全子宫切除或经腹子宫次全切除更困难，但也是可以完成的。事实上，操作者可以从"旋切宫体"中提取一小部分[7, 18]。

（九）腹腔镜下胆囊切除术和阴式子宫切除术：创伤最小的路径

普外科医生和妇科医生可以将这两种手术合并为一次手术，这对患者来说是获益最大的。

因此，腹腔镜下胆囊切除术联合阴式子宫切除术，伴或不伴输卵管卵巢切除术，被认为是创伤性最低、切口最小的技术，它在许多方面都有优势。

普外科医生在进行胆囊切除术前应通过盆腔超声排除妇科病变情况，反之亦然。

同样，阴式子宫切除术也可以与其他手术合并，如腹腔镜阑尾切除术或疝气修补术等[7, 19–23]。

（十）部分相对禁忌证

一些不明确的和（或）各种不同但真实的原因所导致的相对禁忌证，经典的例子包括卵巢囊肿蒂扭转、巨大宫颈肌瘤和异位妊娠（需要切除子宫）等。

参 考 文 献

[1] Yuen PM, Yu KM, Yip SK, Lau WC, Rogers MS, Chang A. A randomized prospective study of laparoscopy and laparotomy in the management of benign ovarian masses. Am J Obstet Gynecol. 1997;177(1):109–14.

[2] Reich H, Foreword. In: Mettler l. (Ed.). Manual of New Hysterectomy Techniques. Jaypee Br.Med. Publishers (P) Ltd.. New Delhi; India: 2007;pp. xi–xii.

[3] Pardi G, Carminati R, Ferrori MM, et al. Laparoscopically assisted vaginal removal of ovarian dermoid cysts. J Obstet Gynecol 1995; 85: 129–132.

[4] Sheth SS. Adnexectomy for benign pathology at vaginal hysterectomy without laparoscopic assistance. Br. J Obstet Gynecol 2002; 109:1401–1405.

[5] Sheth SS. Adnexal Pathology at vaginal hysterectomy. In: Sheth SS (Ed). Vaginal Hysterectomy, Second edition. New Delhi, India: Jaypee Brothers Medical Publishers (P) Ltd; 2014; pp 150–162.

[6] Teng FY, Muzsnai D, Perez R, Mazdisnian F, Ross A, Sayre JW. A comparative study of laparoscopy and colpotomy for the removal of ovarian dermoid cysts. Obstet Gynecol. 1996;87(6):1009–13.

[7] Sheth SS, Paghdiwalla KP, Hajari AR, Vaginal route: A gynaecological route for much more than hysterectomy. Best Practice & Research – Clinical Obstetrics & Gynaecology. Edited by Prof. S.Arulkumaran,Vol.25 (2):2011: 115–132.

[8] Kaunitz AM, Thompson RJ, Kaunitz KK. Mental retardation: a controversial indication for hysterectomy. Obstet Gynecol. 1986;68(3):436–8.

[9] Wheeless CR. Abdominal hysterectomy for surgical sterilization in the mentally retarded: a review of parental opinion. Am J Obstet Gynecol. 1975;122(7):872–5.

[10] Sheth SS. The Nulliparous patient. In: Sheth SS (Ed). Vaginal Hysterectomy, Second edition. New Delhi, India: Jaypee Brothers Medical Publishers (P) Ltd; 2014. pp 63–71.

[11] Sheth S, Malpani A. Vaginal hysterectomy for the management of menstruation in mentally retarded women. Int. J Gynecol Obstet 1991; 35: 319–321.

[12] Zanagnolo V, Magrina JF. Vaginal hysterectomy for carcinoma of the endometrium. In: Sheth SS (Ed). Vaginal Hysterectomy, Second edition. New Delhi, India: Jaypee Brothers Medical Publishers (P) Ltd; 2014; pp 216–224.

[13] Sheth SS. Vaginal or abdominal hysterectomy. In: Sheth SS (Ed). Vaginal Hysterectomy, Second edition. New Delhi, India: Jaypee Brothers Medical Publishers (P) Ltd; 2014; pp 273–293.

[14] Zanagnolo V, Magrina JF. Carcinoma of the endometrium treated only by vaginal route. Best Practice & Research – Clinical Obstetrics & Gynaecology. Edited by Prof. S.Arulkumaran. Vol.25 (2):2011: 239–245.

[15] Chi DS, Abu–Rustum NR, Plante M, Roy M. Cancer of the cervix. In: Rock JA, Jones HW, eds. Telinde's Operative Gynecology, 10th edn (Vol.2). Philadelphia: Lippincott Williams & Wilkins; 2008, pp 1227–1290.

[16] Macleod D, Howkins J (Eds.). Hysterectomy for cervical and broad ligament myoma. Bonney's Gynaecological Sursgery, 7th Ed. London: William Clowes and Sons, Ltd., 1964; 253.

[17] Sheth SS. Broad ligament myomectomy at vaginal hysterectomy without laparoscopic assistance. J Gynecol Surg 2007; 23: 133–141.

[18] Magos A, Miskry T. Subtotal vaginal hysterectomy. In: Sheth SS (Ed). Vaginal Hysterectomy, Second edition. New Delhi, India: Jaypee Brothers Medical Publishers (P) Ltd; 2014; pp 163–171.

[19] Pratt JH, O'Leary JA, Symmonds RE. Combined hysterectomy and cholecystectomy: A sudy of 95 cases. Mayo Clin Proc 1967; 42: 529.

[20] Downs SH, Black NA, Devlin HB, Royston CMS, Russell RCG. Systematic review of the effectiveness and safety of laparoscopic cholecystectomy. Ann R Coll Surg Eng 1996; 78: 243.

[21] Sheth SS, Bhansali SK, Goyal MV. Cholecystectomy and hysterectomy: A least invasive approach. J Gynecol Surg 1997; 13: 181–185.

[22] Bhansali SK, Sheth SS. Associated non-gynecological surgery. In: Sheth SS, Studd JWW, (eds). Vaginal Hysterectomy. London: Martin Dunitz Ltd., 2002, pp 237–242.

[23] Udwadia TE, Sheth SS. Associated nongynecological surgery. In: Sheth SS (Ed). Vaginal Hysterectomy, Second edition. New Delhi, India: Jaypee Brothers Medical Publishers (P) Ltd; 2014; pp243–247.

第1章 阴式子宫切除术伴子宫减瘤术
Vaginal Hysterectomy With Uterine Debulking

"如果你给一个人超过他能做的，他就会去做。如果你只给他能做的，他什么也不会做。"

—— R. Kipling

一、概述

子宫减瘤：一些妇科并发症的存在会使阴式子宫切除术变得有挑战性，如有剖宫产史的大子宫或者附件相关病史如卵巢良性囊肿。

（一）减瘤

• 当子宫大小正常时，术者可按照常规操作很容易地从阴道切除子宫。如果子宫的大小成为影响阴式子宫切除术的唯一干扰因素，则可进行减瘤术。然而，子宫减瘤也有其局限性，并随着子宫大小及操作者的手术技能而异。经阴道可切除的子宫大小取决于术者的天赋、手术技能及勇气，并随着经验的增加而增加。如果一个人行超出自己能力的手术，则会引起复杂的并发症。为了患者的利益最大化，日常工作不应阻止术者在没有困难的情况下进行手术。

• 子宫尺寸大于10周或者体积大于200cm³ 时，通常需要减瘤，且必须保证减瘤时子宫血管的安全。如果及早行减瘤术，则可以避免出血过多。有时为了离断子宫血管需先将宫颈肌瘤剥除。在手术过程中，减瘤可使手术通道更深更高。当子宫单侧血管不能离断及子宫上缘（即子宫底部）从前面或后面都触不到时，也需要行减瘤手术[1]。

• 减瘤的方法取决于子宫的大小、病理及病理部位。子宫肌瘤剥除术、子宫腺肌瘤和子宫肌瘤粉碎术是最常用的几种方法。子宫肌瘤的剥除要比子宫腺肌瘤容易。通常情况下，这两种手术都需要将宫颈切开，从宫颈外口切到减瘤的位置。有时只需将隆起的子宫浆膜层切开，就可以在不切开宫颈的情况下将子宫肌瘤剥除[1, 2]。

• 在实际操作中，不要仅仅根据宫底的高度来决定是否减瘤，而要考虑子宫的体积。事实上，术者判断子宫的大小在很大程度上是根据子宫的体积，而不是仅从宫高判断[3]。

• CA125在妇科良性病变中升高并不少见，妇科医生不应该因为"CA125升高"而把他或她的患者或病历转给肿瘤科的同事。肿瘤外科医生可能对妇科良性疾病升高的CA125并不了解，或者可能更倾向于相信"CA125升高意味着恶性肿瘤的可能性会更大"。这一点非常重要[4]。

• 减瘤的子宫不是行经阴道子宫切除术的禁忌证，而应该让"减瘤"成为大子宫的阴式子宫切除术的一个组成部分或步骤，进而避免腹部入路和更大的伤害。

（二）方法（技术）

为了方便到达纤维瘤（子宫肌瘤）和（或）子宫内壁，需要从宫颈外口切开到尽可能高的位置，并从内部切开可触及的子宫壁，保持浆膜层完整。通过这种方法可到达足够的高度，便于剔除肌瘤，一旦到达肌瘤的尾部，就可固定肌瘤，肌瘤的基底层则可以轻松接近，通过粉碎和（或）剥除术将肌瘤从子宫壁分离。只有在固定好子宫血管情况下，才可以进行减瘤[1]。

后壁肌瘤较易接近，因此比前壁肌瘤更容易处理，同样，前壁肌瘤比宫底肌瘤更容易处理，子宫越大，宫底部的肌瘤就越难接近，也就越难处理。

向上进一步切开子宫后壁，和（或）通过从两侧内部使子宫壁减薄到达子宫后壁，保持浆膜层完整。这种方法可使更多的肌瘤或者大的后壁肌瘤得以粉碎和剥除。将单侧子宫血管和韧带离断到较高的位置，有利于进一步减瘤[1]。

整个过程持续进行有助于达到越来越高的前壁或宫底肌瘤，并将其从四周分离、粉碎及轻松剥除。如果不能连续，则可以从子宫前壁和（或）后壁进行切开，并行粉碎术或者剥除术。这种方法可使得更多的子宫单侧韧带被切断，避免小血管的撕裂。病理性子宫增大，血管增多，固定单侧的小血管是必要的。如果需要，可以使用肌瘤螺钉。若解剖时几乎无血管或渗血很少，则可以进行烧灼。

子宫常因大肌瘤而向左或者向右移动，因此在减瘤时，对侧输卵管和卵巢常从直肠子宫陷凹突出或者脱落。尽管存在一些侧向连接未离断，但它们还是会脱出，且都是完好无损的，故需要加以保护。由于牵拉子宫，对侧输卵管和近宫角处输卵管系膜会撕裂。因此，需要钳夹住子宫角，切除一侧输卵管和卵巢固有韧带，防止宫角部组织撕裂和根部的滑脱造成出血，进而转为腹腔镜或者开腹手术。通常对侧子宫要大得多，宫角位于远侧。

在耻骨上对子宫加压或者牵拉较大肌瘤的剩余部分，可能会取出后壁甚至前壁肌瘤。如果可以的话，作者强烈建议在宫角部，用手指将肌瘤从后壁或从后到前把它转向前面，从而分离子宫上根部（带或不带圆韧带、输卵管和卵巢固有韧带）并进行夹闭和切除。如果看到薄的腹膜覆盖在手指上，则应将其切开以使手指穿透并从前面伸出[5]。根部的切除可分为两部分，从上至下夹住，再由下至上夹住重叠的部分，以包含整个组织，这样可将子宫从一侧解放出来，并提供了放置膀胱牵开器的空间。手指从直肠子宫陷凹转到前面和（或）从前转到后，以确定没有粘连。在一侧子宫游离的情况下，将很容易到达对侧子宫上根部并将其切除，完成子宫切除术。

当子宫过大（超过 16 周）时，触到巨大的肌瘤的底部或尾部，特别是宫底或前壁的肌瘤，该方法是非常令人满意的。它有利于将子宫肌瘤全面分离、粉碎和（或）剥除，减少子宫的体积。当先前诊断的瘤体不是肌瘤，而是子宫腺肌症或子宫腺肌瘤时，进行性粉碎将有助于子宫减容及取出，粉碎的组织往往很重，此外需要百分百确定整个减瘤是在子宫浆膜层内完成的。

如果手指不能到达肌瘤底部或尾部，只能触到子宫腔和子宫壁，则需要将子宫壁进一步向前和（或）向后切开，以便从宫腔内接触到肌瘤进而实施减瘤。

如果这样做还是不能取出子宫或者到达上根部，则可以将剩余子宫切开至宫底，如果可能的话，将子宫切开为两半。然后向内轻推一半子宫和它完整的根部，使宫颈易接近。将纱布一半放在直肠子宫陷凹中，一半露在外面，以防止肠管和大网膜滑出，这时操作空间变得更大。检查双侧输卵管和卵巢，如果正常且需要，就将它们保留下来。每个阴式子宫切除术都要检查附件是否正常。如有适应证，牵拉子宫游离侧完成输卵管卵巢切除术，并以类似的方法处理其余部分的子宫，完成对侧子宫切除加或不加输卵管卵巢切除术，从而完成伴或不伴有双侧输卵管卵巢切除的阴式全子宫切除术[1, 2]。切开子宫颈本身并不会减轻病情，但可以打开通道利于手术。从子宫颈到宫底的分切不能去除任何子宫组织，但可以提供更大的空间完成子宫切除术。

如果不能进行全子宫切除，而宫底位于远端，且所有侧向连接都被切断，那么放弃阴式手术而进行腹腔镜或开腹手术对妇科医生来说是令人沮丧的。坚韧的品质和乐观的态度可能会解决这些问题。进一步切开子宫前壁和（或）后壁，从内侧切除或切开子宫壁，可建立通道并取得成功。当减瘤失败，术者被困住时，可行腹腔镜手术避免开腹。

在手术过程中，作者经常使用一块长纱布，将其一半浸湿后推入直肠子宫陷凹及以上部位，阻隔肠管和大网膜，其余干燥的一半悬挂在外阴，这样做是非常安全的，不会在腹腔内丢失纱布。当需要更多的填充物或纱布时，例如输卵管卵巢切除术中使用滚筒纱布，需遵循同样的原则将一半或更少的纱布悬挂在外阴处。

十多年来，作者从未关闭腹膜[6]，有时很奇怪为什么有些术者一直在封闭腹膜。接下来是四个韧带的固定术，即两个子宫骶韧带，以及两个上侧韧带包括圆韧带到阔韧带，尽管上侧韧带几乎没有力量可提供。采用前和（或）后阴道缝合术并不罕见，即使不是很大的"切面"，但却是一个很好的机会，既可以同时进行，又可给患者带来好处。不幸的是，在腹腔镜或腹式子宫切除术中，膀胱直肠脱出和会阴部的损伤不被关注，即使发生，盆底专家也不会注意到它们。

手术当天晚上给予患者流食。通常让患者在术后 24～36h 出院，可减少其向医生 / 护士的电话咨询。术后 24h，取出导尿管，让患者自行排尿，促进肠蠕动并改变饮食。换句话说，她可以自由活动，身体健康地回家了。

（三）为什么不开腹行子宫切除术呢

这是因为阴式子宫切除术是有创性最小的手术，只要能安全地进行，从科学上讲是最符合患者利益的。子宫大小可能是阴式子宫切除术的禁忌证，因此，常选择腹腔镜子宫切除术或腹腔镜辅助阴式子宫切除术，如果都不行，则行开腹子宫切除术。

对于小于 18 周的子宫，腹式子宫切除术是可以完全避免的。事实上，从患者的利益出发，如果腹腔镜这样的替代技术是可行的，那么腹式子宫切除术可以说是禁忌的。在子宫小于 18～20 周或子宫体积小于 600cm³ 时，如果阴式和腹腔镜子宫切除术不是禁忌，则开腹行子宫切除术是不科学的，是在"欺骗"患者。2011 年，英国皇家妇产科学院的健康和临床优化研究所指出，需要开腹行子宫切除术的唯一适应证是子宫大于 18 周[7]。其进一步指出，在英国 67% 的子宫切除术仍然是通过开腹手术进行的，女性没有被提供适宜的治疗[7]。

（四）为什么要进行阴式子宫切除术

- 对患者最有利。
- 有证据支持子宫减瘤。
- 增加术者减瘤经验。
- 避免更具有侵袭性的手术方式。

当减瘤被禁止时，子宫超过 12 周或体积大于 250cm³ 时，禁止行阴式子宫切除术。

对于困难的病例，应毫不犹豫地行腹腔镜手术完成子宫切除术，如有必要，则行开腹手术，但要避免并发症的发生。腹腔镜或开腹手术适用于以下情况。

- 子宫过大无法减瘤。
- 无法进行阴式子宫切除术，即"试验性阴式子宫切除术"失败或不值得进行。
- 没有更多通路完成阴式子宫切除术。
- 阴式子宫切除术期间无法控制的出血。

（五）粉碎术

纤维瘤或肌瘤粉碎导致肉瘤扩散的风险评估：肉瘤样变非常罕见。子宫体积快速增长和（或）应用促性腺激素释放激素缩小子宫大小时的不良反应，都应引起注意。如怀疑有肉瘤，最好从腹部取出完整的子宫，送冰冻组织病理学检查。阴道仅通过前穹窿和后穹窿与腹膜腔相连接，因此阴式子宫切除时，要注意未确诊的肌瘤破裂而引起肉瘤扩散。在肌瘤粉碎过程中，腹膜前入路被膀胱牵引器和子宫前壁阻断或者保护，后入路则被自留式 Auward 窥器和纱布保护。此外，直肠子宫陷凹和周围区域的隔离塑料片也是有保护作用的，腹腔内容物和大的空腔相距较远。在子宫浆膜内用刀和剪刀将肌瘤粉碎，可以自由地将切碎的组织取出，不接触其他组织和较高的腹膜腔。事实上，许多肌瘤可以在不粉碎或很少粉碎的情况下被剥除，因此，经腹腔镜和经阴道有很大的不同，前者是在腹腔内进行的，后者是在保护良好的直肠子宫陷凹和向外开放的空腔中进行的 [8]。更不要忘记的是，行腹腔镜下粉碎术可能导致 0.95% 或更少的寄生性肌瘤，而在阴式子宫切除术中，这种情况不太可能发生，因为开放手术区域小且被保护良好。

行阴式子宫切除术关键在于分离膀胱以进入膀胱外腹膜或腹膜腔，分离膀胱还将有助于从子宫颈向上切开达到所需高度，显然，如果膀胱未分离，则宫颈切开受到限制，膀胱和输尿管有损伤的风险。在减瘤之前，需做到满意的膀胱分离。对于既往有剖宫产史的女性，需从侧面分离膀胱，固定侧方韧带和子宫血管，这在子宫减瘤前是"必需"的。

除个别病例有宫颈肌瘤，减瘤并不能取代膀胱分离和子宫血管固定，大的子宫本身会使粘连组织拉长，降低膀胱的黏附性，使其更容易分离。

前提条件如下。

• 膀胱分离和固定子宫血管。

• 打开直肠子宫陷凹（进入直肠腹膜）。

一旦很好地分离膀胱和打开膀胱腹膜，所有焦点为减瘤术，既往的剖宫产史将不被关注。

负面问题包括：大的子宫可以存在以下情况。

• 血管增多。因此，在生理盐水中加入 1 : 200 000 或 1 : 300 000 的肾上腺素，麻醉医生需密切关注血压，使其保持在 110/70mmHg～110/80mmHg，不要过高，以减少渗出或出血。

• 膀胱子宫腹膜位于远处。

• 对失败的焦虑和恐惧。

宫颈肌瘤具有阻碍性，但不应阻碍术者的思维。

（六）减瘤

目的是减瘤，靠近宫底，完成子宫切除术。

• 固定子宫血管，这是减瘤开始之前的必要条件。

• 向上切开子宫颈及子宫下部。

• 从内部切开厚厚的子宫壁，保持浆膜层完整。

• 摘除小肌瘤，以到达更高的位置，并粉碎大肌瘤，便于摘除。

• 固定子宫侧方连接，便于进一步切开子宫，到达大肌瘤的底部或尾部。

• 术中，如果输卵管和卵巢脱出，将它们夹在宫角部附近并固定，以避免撕裂 / 出血。"挤压"还有助于进入子宫角区，使一侧子宫自由。

• 如果需要，向上切开更多的子宫壁，将小肌瘤摘除，到达大肌瘤的位置。甚至可将整个子宫切开为两半，分别处理每一半。

参 考 文 献

[1] Sheth SS. Rathi MR. Uterine fibroids. In: Sheth SS (Ed). Vaginal Hysterectomy, 2nd edition. New Delhi: Jaypee Brothers Medical Publishers (P) Ltd; 2014. pp. 72–89.

[2] Pelosi MA II, Pelosi MA III. Uterine debulking at vaginal hysterectomy. In: Sheth SS (Ed). Vaginal Hysterectomy, 2nd edition. New Delhi: Jaypee Brothers Medical Publishers (P) Ltd; 2014. pp. 90–109.

[3] Sheth SS, Shah NM. Preoperative sonographic estimation of uterine volume: an aid to determine the route of hysterectomy. J Gynecol Surg. 2002;18:13–22.

[4] Sheth SS, Ray SS. Severe adenomyosis and CA125. J Obstet Gynecol. 2014;34:79–81.

[5] Sheth SS. Vaginal hysterectomy in women with a history of 2 or more caesarean deliveries. Int J Gynecol Obstet. 2013;122:70–4.

[6] Peritoneal closure. Royal College of Obstetricians and Gynaecologists (RCOG) Guideline No 15. London, UK: RCOG Press; 2002.

[7] Barton–Smith P. Clinical practice: Modernising hysterectomy surgery–is robotics the answer? RCOG Member Mat. 2011;1(1):14–15.

[8] Van der Meulen JF, Pijnenborg JM, Boomsma CM, et al. Parasitic myoma after laparoscopic morcellation: a systematic review of the literature. BJOG. 2016;123(1):69–75.

二、典型病例

病例 1: 阴式子宫切除术伴子宫减瘤术

【姓名】X 女士。

【年龄】40 岁。

【生育史】足月正常经阴道分娩 1 次。

【既往病史】既往无盆腹部手术史，无肥胖、高血压和糖尿病。

【临床表现】腹部可触及子宫如孕 16 周大小，伴有宫颈生理性下降，尝试进行阴式子宫切除。除可触及肌瘤外，穹窿清晰可见。超声显示子宫体积为 520cm^3，内侧壁肌瘤大小为 7cm×6.4cm，余表现正常（正常子宫体积为 40～60cm^3）[1]。

【诊断】子宫肌瘤。

【手术】阴式子宫切除术。

【高危因素】阴式子宫切除术的子宫大小。

阴式子宫切除术正常开始，子宫血管固定良好。将宫颈从外口对半切开至子宫下段（图 1-1）。厚的子宫肌壁和小的子宫肌瘤被分切（图 1-2）。需要将子宫壁纵行切开尽可能高的位置进一步减瘤。触及后壁肌瘤的尾部时，进行粉碎和去核，接着取出减瘤的子宫，完成子宫切除术[2-10]。保留正常的输卵管和卵巢，检查创面出血情况并缝合阴道。

不需要进行输血，术后恢复良好，住院时间为 2 天。

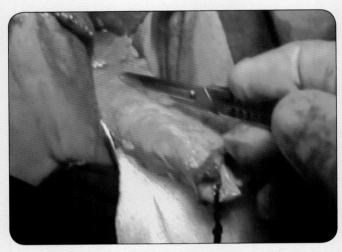

▲ 图 1-1　子宫血管固定后，切开宫颈至子宫腔，以确定子宫肌瘤或其隆起

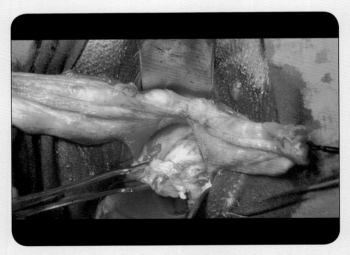

▲ 图 1-2　切开宫颈，子宫内壁被肌瘤破坏，分离四周

【组织病理学检查】子宫重 580g，多发性子宫肌瘤伴子宫腺肌症，无恶性变。

【手术心得】既往手术经验。

【总结】

• 16 周以上大小的子宫行阴式子宫切除术没有困难。对于后壁肌瘤，手术更容易进行。

• 在有经验条件下，该病例可以作为"试验性阴式子宫切除术"[11, 12]。

病例 2：阴式子宫切除术 + 子宫减瘤术 + 双侧输卵管卵巢切除术（CA125 为 516 U/ml）

【姓名】X 女士。

【年龄】50 岁。

【生育史】足月正常经阴道分娩 4 次。

【末次分娩】22 年前。

【主诉】月经期间剧烈疼痛，伴有难以忍受的下腹部疼痛。

无肥胖、高血压和糖尿病。

子宫如孕 20 周大小，宫颈活动度好，可尝试行阴式子宫切除。除可触及凸起的子宫，穹窿清晰可见。

子宫大小 11.8cm×8.5cm×13.8cm，体积 747cm³。子宫腺肌症不伴有子宫肌瘤。子宫内膜厚度 8mm。卵巢正常。CA125 升至 516U/ml。

【诊断】大子宫伴严重的子宫腺肌症 [13, 14]。

【手术】阴式子宫切除术 + 双侧输卵管卵巢切除术；"试验性阴式子宫切除术" [11, 12]。

【高危因素】大子宫。

阴式子宫切除术伴减瘤术需要尽可能高位的对半切开宫颈 [4-6]。减瘤主要是将合并腺肌症的增厚的子宫肌壁粉碎，进而将子宫进一步离断和粉碎（图 1-3）。根据患者的需要进行常规的预防性双侧输卵管卵巢切除术（例如年龄为 50 岁）。检查出血情况并缝合阴道。不需要输血。术后恢复良好，住院时间为 2 天。

【组织病理学检查】子宫重 875g，伴有严重的子宫腺肌病。子宫内膜正常，输卵管和卵巢无异常，无恶性变。大约 6 周后，CA125 恢复正常至 15U/ml。

【手术心得】子宫大小和子宫腺肌症。

【总结】

- 由于严重的子宫腺肌病，CA125 升高至 516U/ml，但无恶性病变。
- 20 周大小的子宫可被切除。

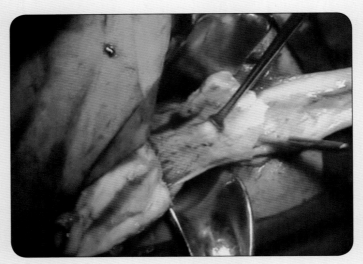

▲ 图 1-3　切开厚的子宫壁，宫颈切开为两半，显露良好

病例 3：阴式子宫切除术伴子宫减瘤术 + 卵巢囊肿剥除术

【姓名】X 女士。

【年龄】47 岁。

【生育史】足月正常经阴道分娩 2 次。

【末次分娩】12 年前。

【主诉】月经过频，2013 年宫腔镜检查 + 刮宫，结果为良性子宫内膜。

无肥胖、高血压和糖尿病。

临床表现为瘤结节子宫，如孕 18 周大小，宫颈下段良好，可尝试行阴式子宫切除术。右穹窿处有压痛性囊性肿块。

超声示子宫体积 525cm³，右侧卵巢囊肿 2cm×2cm，伴钙化，无实性区及内部回声。左侧附件正常。

【诊断】子宫肌瘤伴子宫腺肌症，右侧卵巢囊肿。

【手术】阴式子宫切除术伴卵巢囊肿切除术，"试验性阴式子宫切除术" 和 "试验性经阴道入路" [12]。

【高危因素】子宫大小及附件包块。

阴式子宫切除术正常开始。有严重的腺肌瘤和平滑肌瘤。固定子宫血管，将宫颈和子宫下段切开，切开子宫壁和肌瘤，剔除子宫肌瘤（图 1-4）。完成子宫切除术 [3-5, 10, 12, 16, 17]。

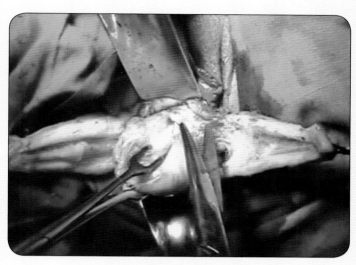

▲ 图 1-4　切开宫颈至肌瘤处并剥除肌瘤

右侧卵巢有 2cm×2cm 的异常钙化，坚硬的区域切除后送冰冻病理检查（图 1-5）。冷冻病理报告显示右侧卵巢囊腺瘤不伴有恶性。由于患者渴望保留双侧卵巢，因此缝合创面并保留右侧卵巢（年龄 47 岁），进行阴式子宫切除术 + 右侧卵巢囊肿切除术 [18, 19]。检查出血情况并缝合阴道。不需要输血。术后恢复良好，住院时间为 2 天。

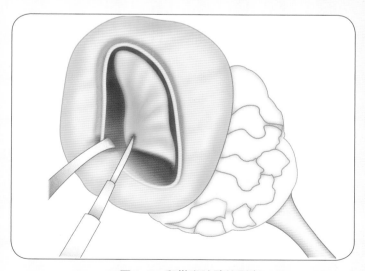

▲ 图 1-5　卵巢囊肿壁的剥离

【组织病理学检查】子宫重 643g，有严重的子宫腺肌病和子宫肌瘤，无恶性变。卵巢囊肿为良性囊腺瘤，无恶性变。

【手术心得】既往手术经验。

【总结】

● 附件切除术如良性活动性卵巢肿瘤为阴式子宫切除术的适应证，而不是禁忌证。

病例 4：阴式子宫切除术伴巨大子宫减瘤术 + 双侧输卵管卵巢切除术

【姓名】X 女士。

【年龄】49 岁。

【生育史】足月正常经阴道分娩 2 次。

【末次分娩】12 年前。

【主诉】进行性痛经，高血压。

无肥胖、糖尿病。

腹部感觉良好，子宫如孕 22～24 周大小，伴有宫颈生理性下降。大的肌瘤充满盆腔和后穹窿。

超声检查显示子宫大小 17cm×11.8cm×9.6cm，子宫内膜厚度为 4mm。右侧宫底肌瘤 7.5cm×7cm，后壁肌瘤 6.9cm×6.5cm。子宫体积 1000cm³。右侧输卵管显示输卵管积水（5cm×3cm），卵巢正常。

【诊断】大子宫伴子宫肌瘤[20]。

【手术】阴式子宫切除术伴双侧输卵管卵巢切除术；"试验性阴式子宫切除术"[11, 12]。

【高危因素】巨大子宫。

麻醉条件下，宫颈下降良好有利于行"试验性阴式子宫切除术"（图 1-6 和图 1-7）。试验的原因为子宫巨大。固定子宫血管，切开子宫颈，剥离子宫壁和小肌瘤，到达大的后壁肌瘤处。将其从四周小心分离，粉碎并摘除。粉碎子宫腺肌瘤，小肌瘤去核，切开侧方连接。进一步将子宫切开，逐渐到达瘤结节基底部（图 1-8）[术者未使用肌瘤螺钉（图 1-9）]，将其粉碎后从子宫底后部取出，保证上部连接，完成子宫切除术和双侧输卵管卵巢切除术[19, 21-24]（患者希望摘除卵巢）。检查出血情况并缝合阴道

（图 1-10）。

不需要输血。术后恢复良好，住院时间为 2 天。

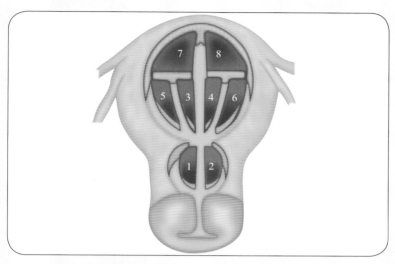

▲ 图 1-6　系统性前路粉碎术

Pryor 技术，随着牵引的实施，顺序楔形切除子宫前壁，附件被拉入视野。该图显示了用于减瘤的旧粉碎技术

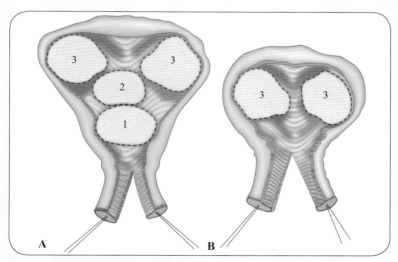

▲ 图 1-7　肌瘤的位置及技术上如何从下向上减瘤

A. 14 周大小的子宫减瘤切开宫颈后，摘除近端中央处肌瘤；B. 摘除远端肌瘤

【组织病理学检查】子宫重 1148g，有多个完整和粉碎的肌瘤。卵巢和左侧输卵管均正常，右侧输卵管显示输卵管积水和输卵管旁囊肿。无恶性变。

【手术心得】过去手术经验。

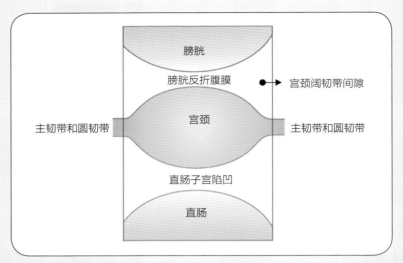

▲ 图 1-11　图中清晰地显示了膀胱与宫颈或宫颈外表面之间的间隙，膀胱外侧 1/5 以下的间隙比膀胱中央 3/5 的间隙大得多

【手术心得】既往剖宫产史的子宫大小。

【总结】

• 2 次剖宫产史增加手术难度。

病例 6: 阴式子宫切除术伴子宫减瘤术 + 双侧输卵管卵巢切除术 + 腹腔镜下胆囊切除术

【姓名】X 女士。

【年龄】43 岁。

【生育史】足月正常经阴道分娩 2 次。

【末次分娩】11 年前。

【主诉】重度痛经。

无肥胖、高血压和糖尿病。

子宫如孕 18 周大小，瘤结节。宫颈下段良好，可尝试行阴式子宫切除术。穹窿清晰可见。超声显示子宫 11.9cm × 10.4cm × 8.6cm，子宫体积 465cm³（图 1-12）。此外，患者有胆囊结石症状，外科医生强烈建议行腹腔镜下胆囊切除术（图 1-13）[27]。

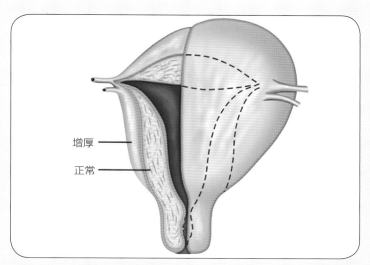

▲ 图 1-12 子宫大小在多切面上不成比例地增加（腹侧和横向尺寸与纵向尺寸相比）

增厚

正常

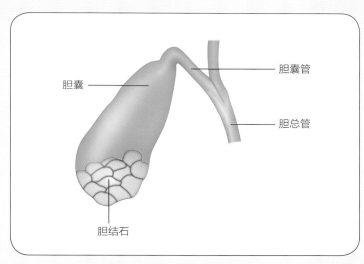

胆囊管

胆囊

胆总管

胆结石

▲ 图 1-13 胆囊结石

从医学角度看，该患者适合在同一时段接受胆囊切除术和子宫切除术。在这一问题上，与患者本人及其亲属进行了充分沟通[28]。患者本人同意 2 个手术同时进行。

【诊断】子宫肌瘤合并胆结石。

【手术】腹腔镜胆囊切除术 + 阴式子宫切除术 + 双侧输卵管卵巢切除术。

【高危因素】如果"试验性阴式子宫切除术"失败。

首先由外科医生实施腹腔镜下胆囊切除术，接着改变患者的体位为截石位[28-31]。切开子宫颈至尽可能高的位置，进行子宫减瘤（图 1-14）[2, 5, 32]。在切除子宫的同时行双侧输卵管卵巢切除术。尽管患者只有 43 岁，但她母亲有卵巢癌病史[33]。

同时进行两个大手术只需要入院 1 次，住院 1 次，进手术室 1 次，麻醉 1 次。腹腔镜子宫切除术的部位与腹腔镜胆囊切除术的部位不同，切除 500g 的子宫，无须经腹入路。检查出血情况并缝合阴道。术后恢复良好，住院时间为 2 天。

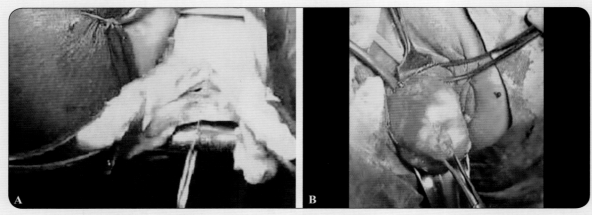

▲ 图 1-14　A. 结扎子宫血管，垂直纵行切开子宫至肌瘤处；B. 将肌瘤剥除并取出[5]

【组织病理学检查】子宫重 500g，多发平滑肌瘤，卵巢呈滤泡性囊肿，输卵管旁有囊肿。无恶性变。胆囊表现为急性和慢性结石性胆囊炎，无恶性变。

该手术令外科医生和妇产科医生感到欣慰，也为其他人带来了启发。

【手术心得】患者利益最大化。

【总结】

• 腹腔镜胆囊切除术为阴式手术提供了一个良好的机会，不仅可以在麻醉下进行检查，如果需要，还可以通过腹腔镜来评估盆腔的情况。

• 一举两得，对患者和医生都有好处。

参 考 文 献

[1] Sheth SS, Shah NM. Preoperative sonographic estimation of uterine volume: an aid to determine the route of hysterectomy. J Gynecol Surgery. 2002;18:13–22.

[2] Pelosi MA III, Pelosi MA. The Pryor technique of uterine morcellation. Int J Gynecol Obstet. 1997;58:299–303.

[3] Pelosi MA, Pelosi MA III. A comprehensive

approach to morcellation of the large uterus. Contemp Obstet Gynecol. 1997;42:106–25.

[4]　Pelosi MA II, Pelosi MA III. Uterine debulking at vaginal hysterectomy. In: Sheth SS (Ed). Vaginal Hysterectomy, 2nd edition. New Delhi: Jaypee Brothers Medical Publishers (P) Ltd; 2014. pp. 90–109.

[5]　Sheth SS. Rathi MR. Uterine fibroids. In: Sheth SS (Ed). Vaginal Hysterectomy, 2nd edition. New Delhi: Jaypee Brothers Medical Publishers (P) Ltd; 2014. pp. 72–89.

[6]　Sheth SS. Vaginal hysterectomy or abdominal hysterectomy. In: Sheth SS, Sutton C (Eds), Menorrhagia. Oxford: ISIS Medical Media. 1999. pp. 213–37.

[7]　Lash AF. A method of reducing the size of the uterus in vaginal hysterectomy. Am J Obstet Gynecol. 1941;42:452.

[8]　Magos AL, Bournas N, Sinha R, et al. Vaginal hysterectomy for the large uterus. BJOG. 1996;103:246–51.

[9]　Nazah I, Robin F, Jais JP, et al. Comparison between bissection/ morcellation and myometrial coring for reducing large uteri during vaginal hysterectomy or laparoscopically assisted vaginal hysterectomy: results of a randomized prospective study. Acta Obstet Gynecol Scand. 2003;82: 1037–42.

[10]　American College of Obstetrics and Gynecology. Criteria for hysterectomy for leiomyomata. ACOG Tech. 1994;46:73–82.

[11]　Sheth SS. Vaginal hysterectomy. In: Studd J (Ed). Progress in Obstetrics and Gynecology, 10th edition. London: Churchill Livingstone; 1993. pp. 317–40.

[12]　Sheth SS, Paghdiwalla KP, Hajari AR. Vaginal route: A gynaecological route for much more than hysterectomy. Best Pract Res Clin Obstet Gynaecol. 2011;25(2):115–32.

[13]　Taran FA, Weaver AL, Coddington CC, et al. Characteristics indicating adenomyosis coexisting with leiomyomas: a case–control study. Hum Reprod. 2010;25:1177–82.

[14]　Taran FA, Wallwiener M, Kabashi D, et al. Clinical characteristics indicating adenomyosis at the time of hysterectomy: a retrospective study in 291 patients. Arch Gynecol Obstet. 2012;285:1571–76.

[15]　Sheth SS, Ray SS. Severe adenomyosis and CA125. J Obstet Gynecol. 2014;34:79–81.

[16]　Guvenal T, Ozsoy AZ. The availability of vaginal hysterectomy in benign gynecologic diseases: a prospective, nonrandomized trial. J Obstet Gynaecol Res. 2010;36:832–7.

[17]　Jones HW. Abdominal hysterectomy. In: Rock JA, Jones HW (Eds). Telinde's Operative Gynecology, Volume 1, 10th edition. Philadelphia: Lippincott Williams & Wilkins; 2008. pp. 727–43.

[18]　Sheth SS. The place of oophorectomy at vaginal hysterectomy: Br J Obstet Gynecol. 1991;98:662–6.

[19]　Sheth SS. Adnexectomy for benign pathology at vaginal hysterectomy without laparoscopic assistance. Br. J Obstet Gynecol. 2002;109: 1401–5.

[20]　Sutton CJ. Treatment of large uterine fibroids. Br J Obstet Gynaecol. 1996;103(6):494–6.

[21]　Hoffman MS, DeCesare S, Calter C, et al. Abdominal hysterectomy vs transvaginal morcellation for the removal of enlarged uteri: Am J Obstet Gynecol. 1994;171:309–13.

[22]　Adanu RMK, Hammoud MM. Contemporary issues in women's health. Int J Obstet Gynecol. 2010;109:3–4.

[23]　Sheth SS. Adnexal pathology at vaginal hysterectomy? In: Sheth SS (Ed). Vaginal Hysterectomy, 2nd edition. New Delhi: Jaypee Brothers Medical Publishers (P) Ltd; 2014. pp. 150–62.

[24]　Sahen Y. Vaginal hysterectomy and oophorectomy

in women with 12–20 weeks' size uterus. Acta Obstet Gynecol Scand. 2007;86:1359–69.

[25] Sheth SS, Malpani AN. Vaginal hysterectomy following previous caesarean section. Int. J Gynecol Obstet. 1995;50:165–9.

[26] Sheth SS. Vaginal Hysterectomy. Best Pract Res Clin Obstet Gynaecol. 2005;19(3):307–32.

[27] Downs SH, Black NA, Devlin HB, et al. Systematic review of the effectiveness and safety of laparoscopic cholecystectomy. Ann R Coll Surg Eng. 1996;78:243.

[28] Sheth SS, Bhansali SK, Goyal MV, et al. Cholecystectomy and hysterectomy: a least invasive approach. J Gynecol Surg. 1997;13:181–5.

[29] Murray JM, Glistrap LC III, Massey FM. Cholecystectomy and abdominal hysterectomy. JAMA. 1980;244:2305.

[30] Pratt JH, O'Leary JA, Symmonds RE. Combined hysterectomy and cholecystectomy: A study of 95 cases. Mayo Clin Proc. 1967; 42:529.

[31] Udwadia TE, Sheth SS. Associated nongynecological surgery. In: Sheth SS (Ed). Vaginal Hysterectomy, 2nd edition. New Delhi: Jaypee Brothers Medical Publishers (P) Ltd; 2014. pp. 243–7.

[32] Pryor WR. The technique of vaginal hysterectomy. Am J Med. 1901;1:153–158.

[33] The American College of Obstetricians and Gynecologists. Prophylactic oophorectomy (ACOG Practice Bulletin). Compendium of selected publication. Washington DC, USA: American College of Obstetricians and Gynecologists Women's Health Care Physicians. 2006. pp. 905–10.

病例 7：未生育患者巨大子宫减瘤术及附件切除术

【姓名】AMD 女士。

【年龄】41 岁。

【生育史】0 次。

【手术适应证】占位性病变。

【内科 / 外科并发症】无。

【手术时长】260min（包括膀胱镜检查及子宫骶韧带悬吊术）。

【手术前后血红蛋白】12g/dl，7g/dl。

【恢复过程】术后输注 2 单位红细胞。术后第 1 天血红蛋白 9g/dl。使用最少量镇痛，快速恢复到基线活动水平。

【病理报告】双侧输卵管良性病变，子宫重 754g，平滑肌瘤（使子宫重量增加 10%，标本直接放入福尔马林做病理学检查，手术室测得总重量应多出 10%～15%）。

【术前评估】患者强烈要求行子宫切除术，表示无生育计划，仅希望恢复生活质量并结＿＿长久以来子宫肿块带来的痛苦。患者最大诉求是迅速回归工作生活，并希望寻找＿种无须开腹的微创方式，尽可能不进行任何开腹手术。

盆腔检查显示宫颈可轻易触及，子宫大，活动性良好。

常规经腹和经阴道超声检查，结果如下。

- 子宫重量估计约 831g。
- 一个大的宫底部肌瘤，多个小肌瘤。
- 子宫颈内口上 3cm 处的子宫下段测量子宫前后径为 6cm，横径为 9cm，提示子宫动脉可及。

盆腔磁共振更好地显示了肌瘤所在的位置，提示子宫下段可以下降至坐骨棘以下，而不影响对子宫动脉的操作。

【高危因素】未生育伴有限的阴道空间和有限的子宫下降空间。手术难点在于巨大子宫，且肿块大部分位于子宫前壁，且子宫下降受耻骨阻碍。

【手术过程】患者同意行"阴式手术试验"，必要时行"剖腹探查术"。同意保留卵巢。

手术开始锐性打开膀胱反折腹膜（vesicouterine space，VUS）相对简单，须尽力保持子宫颈至子宫下段平面的正确方向。巨大子宫，尤其是前位巨大子宫，进入角向耻骨的方向应更偏锐角，固守以往解剖路线将导致误入子宫浆膜下层和严重出血。

充分游离反折腹膜以安全离断子宫骶韧带，此步骤所致的子宫下降可允许返回分离前腹膜，向上空间足够安全分离主要韧带及血管。随着手术进展，手术医生要不断重新评估膀胱下方的前腹膜解剖情况。

固定子宫血管后，行子宫双瓣切除术和楔形切除术，逐步缓慢分切子宫。然后行单个肌瘤摘除，阻碍术程进展的是子宫体积巨大，而影响视野难以直视下对子宫前壁肿物在耻骨下行安全粉碎。游离输卵管系膜，进行右侧输卵管切除术。随着子宫的进一步下降，分离进展较快，随之而来的是突发大量出血，并且发现由于子宫的牵引，骨盆的下降压力导致右漏斗骨盆韧带部分撕脱。不幸的是，止血需要切除同侧卵巢。手术剩余过程未发生其他突发事件。缓慢进行分离术，直至游离左侧输卵管系膜，切除左侧输卵管，左侧正常卵巢得以保留。

【总结】
- 未产妇，合并大子宫肌瘤不排除可行"VH"的可能。

- 术前评估和计划对手术成功至关重要。

- 对患者进行适当的术前谈话十分重要。归根结底这是一种选择性手术，要使患者在决策过程中成为参与者。该手术由于输血和单侧卵巢切除而变得复杂，但患者对结局非常满意。她完全了解手术风险，最后实现微创愿望，完全缓解症状并恢复正常活动。

- 大多数情况下都容易触到附件。

- 尽管子宫动脉的血流量很大，但附件出血往往更严重，附件出血可能需更长时间辨别且不易操作。

病例 8：肥胖未生育患者子宫减瘤术及双侧输卵管切除术

【姓名】TD 女士。

【年龄】52 岁。

【生育史】0 次。

【手术适应证】占位性病变、月经过多。

【内科 / 外科并发症】体重指数（body mass index，BMI）为 32，甲状腺功能减退。

【手术时长】210min（包括膀胱镜检查和子宫骶韧带悬吊术）。

【手术前后血红蛋白】11.8g/dl，8.4g/dl。

【术后恢复】出院第 1 天，术后疼痛轻。术后诊断为腓骨神经压迫性神经病导致"足下垂"。患者需要进行 6 个月的物理治疗，之后症状完全消除，无后遗症。

【病理报告】输卵管良性，子宫重 500g，平滑肌瘤（使子宫重量增加 10%，标本直接放入福尔马林做病理学检查，手术室测得总重量应多出 10%～15%）。

【术前评估】患者近 1 年自觉子宫肿物，合并月经量增多，自诉"月经量多到无法出门"。患者虽不用工作，但严重影响其生活质量。盆腔检查示子宫增大如孕 16 周大小，活动度好，宫颈易触及。超声检查估计子宫重量约 435g。子宫内膜活检良性。患者接受"VH 试验"并接受相关建议。尽管患者没有工作负担，同腹部大手术相比，她更偏向接受微创阴式手术。

【高危因素】未产妇（有限空间和下降），子宫大。

【**手术过程**】进入膀胱子宫间隙，初次尝试进入直肠子宫陷凹失败，且后腹膜向上回缩。先由前间隙分离主韧带后得以进入后部入口，期间后腹膜存在持续轻微出血。

随着韧带分离，子宫下降后，再次考虑前路径，由于子宫大肌瘤位于前壁，缓慢行双侧和楔形切除术。子宫摘除后，可以轻松完成双侧卵巢探查及双侧输卵管切除。

子宫切除术患者通常可以迅速康复。不幸的是，患者并发腓侧神经病变明显限制整体康复进程，直至症状完全解除，患者的顾虑和失望才彻底消失。低 BMI、吸烟、金属箍的使用及手术时长大于 4h 都是常常被认为导致压迫神经病变的传统因素。这项手术并未涉及以上因素，患者不吸烟，没有超重，术中使用软箍，并且手术时长不超过 4h。

【**总结**】

- 未产妇合并大子宫肌瘤不是阴道路径的禁忌证。
- 经阴道附件易探及。
- 即使没有风险因素，患者也可能发生并发症，术者应始终保持警惕。

病例 9：巨大子宫减瘤术及双侧输卵管切除术（一）

【**姓名**】SM 女士。

【**年龄**】47 岁。

【**生育史**】足月顺产分娩 2 次。

【**手术适应证**】占位性病变、月经量过多。

【**内科 / 外科并发症**】无。

【**手术时长**】150min（包括膀胱镜检查和子宫骶韧带悬吊术）。

【**手术前后血红蛋白**】13g/dl，8.6g/dl。

【**术后恢复**】术后第 1 天出院，轻微疼痛，1 周后复工。

【**病理报告**】输卵管良性，子宫重 1025g，平滑肌瘤（子宫重量增加 10%，标本直接放入福尔马林做病理学检查，手术室测得总重量应多出 10%～15%）。

【**术前评估**】患者长期患有上述症状，已达到无法忍受程度，患者是保姆，需经常抬举重物，因担心失去工作而多年未进行手术。经朋友介绍就诊，希望通过阴式手术缓解症状且不需术后长期恢复而错失工作机会。

临床评估，骨盆检查示，子宫颈可触及，子宫增大，如孕 18 周大小，活动好。子宫内膜活检良性病变。诊室超声检查示，子宫前后径及子宫横径正常，可行阴式手术。患者进行了全面咨询，并同意必要时进行剖腹探查术的"VH 试验"。

【高危因素】巨大子宫。

【手术过程】常规进入膀胱子宫间隙及直肠子宫陷凹，返回前路行子宫膀胱分离术，同时行韧带分离术。此病例中，尽管子宫巨大，主韧带分离可见前腹膜反折，锐角进入可行。采用双瓣＋楔形切除＋肌瘤剜除术，以协助子宫下降和标本获得。双侧附件均可及，行双侧输卵管切除术和卵巢检查。

【总结】

• 子宫大小不一定与手术难度相关。子宫的形状、下降程度、活动性、是否有子宫腺肌症、子宫肌瘤数量和肌瘤稳定性都是影响手术进程的因素。当术前检查结果显示预后良好时，不应因子宫大而限制阴式手术。

• 附件常经阴道可及。

病例 10：巨大子宫减瘤术及双侧输卵管切除术（二）

【姓名】YC 女士。

【年龄】50 岁。

【生育史】自然阴道分娩 3 次。

【手术适应证】占位性病变、月经量过多。

【内科/外科并发症】无。

【手术时长】180min（包括膀胱镜检查和子宫骶韧带悬吊术）。

【手术前后血红蛋白】12.1g/dl，9g/dl。

【术后恢复】术后第 1 天出院，快速康复无不良事件。

【病理报告】输卵管良性，子宫重 1097g，子宫腺肌症合并平滑肌瘤（使子宫重量增加 10%，标本直接放入福尔马林做病理学检查，手术室测得总重量应多出 10%～15%）。

【术前评估】子宫内膜活检良性病变，牵拉子宫颈下降可达处女膜缘。骨盆宽，子宫活动性好，但填充整个盆腔。

【高危因素】子宫大小。

【手术过程】子宫增大前移挤压膀胱，使原本清晰的子宫膀胱间隙平面复杂化。因手术开始分离位置过低，低于子宫浆膜层，出现中度出血。主韧带离断后出血问题得以解决，并进入合适的解剖平面。采用子宫双瓣和楔形切除术，分离完成仅一个多小时。双侧附件均易触及，行卵巢探查和双侧输卵管切除术。

【总结】

• 术前检查整体良好时，巨大子宫不应作为 VH 试验的禁忌。

• 常规 VH 试验比腹部手术快，出血量少。但是，非常困难的 VH 手术通常比腹部手术要花费更长时间，而将子宫大块粉碎所需的时间将导致缓慢渗血，加重手术难度，但这些担忧不应成为选择阴式手术的阻碍。阴式手术使患者恢复能力整体提高，即使在长时间手术下也很少需要输血。

• 阴式手术通常可触及双附件。

病例 11：巨大子宫腺肌瘤减瘤术及双侧输卵管切除术（一）

【姓名】AK 女士。

【年龄】44 岁。

【生育史】早产自然阴道分娩双胎（大者 1190g）。

【手术适应证】占位性病变、月经量过多。

【内科/外科并发症】吸烟 25 年。

【手术时长】180min（包括膀胱镜检查和子宫骶韧带悬吊术）。

【手术前后血红蛋白】12.7g/dl，11g/dl。

【术后恢复】术后当天从恢复室出院回家，快速康复无不良事件，2 周内复工。

【病理报告】输卵管良性，子宫重 515g，子宫腺肌症合并平滑肌瘤（使子宫重量增加 10%，标本直接放入福尔马林做病理学检查，手术室测得总重量应多出 10%～15%）。

【术前评估】患者为老师，长期患有上述症状，直至无法忍受，遂入院。患者强烈希望手术解决问题，并在 2 周后新学期开始前返回工作。

子宫活动性良好，子宫颈可及，术前子宫内膜活检良性病变。建议行"VH 试验"，有开腹手术的可能性。

【高危因素】子宫体积较大，阴道空间及下降有限。

【手术过程】子宫前壁肌瘤和左侧附件粘连共同阻碍了子宫下降及分离。原本顺利的手术进程因此总时程延长。由于子宫腺肌症的存在，手术采用子宫肌壁剖探粉碎＋楔形切除术。行子宫肌壁粉碎术时可见大量深色出血，与子宫腺肌症诊断相符。右侧附件易触及，行卵巢探查及输卵管切除术。左侧卵巢因粘连无法下降，输卵管不可见，不可触及，左侧卵巢可见，但因严重粘连无法触及。

【总结】

- 在大多数病例中附件均可及，育龄女性附件不可及往往由于盆腔粘连。
- 在某些病例中，阴式手术术后当日可出院。
- 应对高难度阴式手术的术者应尝试熟悉各种阴式分切术。术中遇到的病理子宫类型是多种多样，术者用多种方法进行粉碎是最佳的应对方式。

病例 12：巨大子宫腺肌瘤减瘤术及双侧输卵管切除术（二）

【姓名】VI 女士。

【年龄】45 岁。

【生育史】自然阴道分娩 1 次。

【手术适应证】占位性病变、月经量过多、痛经、贫血。

【内科 / 外科并发症】无。

【手术时长】180min（包括膀胱镜检查和宫骶韧带悬吊术）。

【手术前后血红蛋白】9.6g/dl，8.4g/dl。

【术后恢复】术后当天出院，快速康复无不良事件。

【病理报告】输卵管良性，子宫重 463g，子宫腺肌症合并平滑肌瘤（使子宫重量增加 10%，标本直接放入福尔马林做病理学检查，手术室测得总重量应多出 10%～15%）。

【术前评估】患者子宫增大伴有痛经、经量过多等症状。盆腔检查提示，经阴道宫颈易触及，子宫增大，活动性好，前壁体积增大。子宫内膜活检良性病变。术前 1 个月经铁剂补充，血红蛋白由 6.7g/dl 升至 9.6g/dl。由于起始血红蛋白水平较低且预计子宫分切术困难，预行"阴式手术试验"。

【高危因素】子宫大小。

【手术过程】轻松进入子宫膀胱间隙及直肠子宫陷凹，游离两侧韧带及子宫动脉。因子宫大小和形状因素切除子宫较为困难，行子宫双侧侧方连接及楔形粉碎用时 75min，移除子宫后显露两侧附件，行卵巢探查和双侧输卵管切除术。

【总结】

- 子宫腺肌症相比于子宫肌瘤，会增大阴式手术难度，但试验表明可行时不应停止尝试。

病例 13：绝经后复发性出血的巨大子宫分切术及双侧输卵管切除术

【姓名】TL 女士。

【年龄】69 岁。

【生育史】自然阴道分娩 2 次。

【手术适应证】绝经后复发性出血 1 年。

【内科 / 外科并发症】无。

【手术时长】210min（包括膀胱镜检查和子宫骶韧带悬吊术）。

【手术前后血红蛋白】13g/dl，9.5g/dl。

【术后恢复】术后当天出院，快速康复无不良事件。

【病理报告】输卵管良性，伴有异型复杂子宫内膜增生，子宫重 587g，子宫平滑肌瘤（使子宫重量增加 10%，标本直接放入福尔马林做病理学检查，手术室测得总重量应多出 10%～15%）。

【术前评估】尽管子宫内膜活检阴性，绝经后出血仍持续存在，同意实施"阴式手术试验"，有行剖腹探查可能，子宫移动性佳，宫颈可及。

【高危因素】子宫大小。

【手术过程】该患者宫颈延长明显，下拉时子宫下段仅轻微下降。宫颈切除后，耻骨后方的前壁肌瘤方便可及。切除少量子宫肌层后，开始行子宫楔形切除。此步骤后，小心对子宫行楔形切除，直至将子宫全部摘除。显露双侧附件，行卵巢探查和双侧输卵管切除术。

【总结】

● 即使是绝经后，也可经阴道触及附件。

● 这是一项高难度手术。由于宫颈延长，以及前壁大肌瘤导致子宫在耻骨后影响下降，阻碍了切除主韧带和子宫动脉的通路，术者可灵活运用各种分切术式，提高解决此类问题的能力。

病例 14：血管升压素辅助早期子宫减瘤术

【姓名】DT 女士。

【年龄】51 岁。

【生育史】自然阴道顺产分娩 1 次。

【手术适应证】占位性病变，贫血，月经量过多。

【内科 / 外科并发症】无。

【手术时长】195min（包括膀胱镜检查和宫骶韧带悬吊术）。

【手术前后血红蛋白】8.2g/dl，8.7g/dl（术中补充 2 单位红细胞）。

【术后恢复】术后当天出院，无不良事件发生。

【病理报告】输卵管良性，子宫重 515g，子宫腺肌症，平滑肌瘤（使子宫重量增加 10%，标本直接放入福尔马林做病理学检查，手术室测得总重量应多出 10%～15%）。

【术前评估】患者长期患有上述症状。子宫颈易触及，子宫活动性好，子宫内膜活检呈良性。建议患者行"阴式手术试验"。

【高危因素】子宫大小。

【手术过程】患者不希望因为提升血红蛋白浓度而推迟手术时间。起始血红蛋白水平 8.2g/dl，考虑预期手术出血量，决定手术初始输注 2 单位红细胞。

主要部分分离后，进入子宫动脉通路受限，但子宫的下降为接近后壁肌瘤提供空间。注射血管升压素，并摘除肌瘤，缩小子宫体积后固定子宫动脉，并进行常规双瓣楔形分切，以获得足够的下降空间。切除子宫后显露双侧附件，行输卵管切除术和卵巢探查。

【总结】

• 在某些情况下，在做好剖腹手术准备的同时，可以注射血管升压素，在处理子宫动脉前进行分切步骤，以协助接近处理韧带。

• 在所有"阴式手术试验"中，双侧附件均易及。

第2章 有剖宫产史的阴式子宫切除术
Vaginal Hysterectomy With History Of Caesarean Section(S)

"如果你想种植玫瑰，你就必须浇灌荆棘。"

一、概述

伴剖宫产史可以成为许多妇科医生行阴式子宫切除术的禁忌证[1, 2]。医生对这些女性实施腹腔镜或腹式子宫切除术前，甚至没有进行仔细的检查和评估。因此，腹式子宫切除术的实施率过高，似乎没有考虑到女性的利益，这反映了外科的弱点。

然而，有子宫破裂史本身非常令人退却，患者甚至抗拒通过阴道路径切除子宫。子宫破裂史加上剖宫产史就更让人对阴式子宫切除术（vaginal hysterectomy，VH）产生退却，因为有粘连、难以进入盆腔和损伤膀胱或直肠的风险等[3-7]。然而，真正重要的是临床表现是什么，以及它们是否是经阴道入路切除子宫的禁忌证。

如果宫颈有生理性下降，子宫活动好，阴道穹窿触诊清晰，无附件病理，就没有指征表明需要开腹或使用腹腔镜。子宫破裂罕见[1]，人们可能会担心粘连造成困难和并发症。因此，需要进行评估性或诊断性腹腔镜检查，以确认盆腔检查结果是否允许行阴式子宫切除术。除了麻醉检查外，腹腔镜还能清楚地显示膀胱、膀胱子宫腹膜反折、直肠子宫陷凹和周围环境。诊断性腹腔镜仅在腹部打一个5mm的小孔。粘连松解没有必要担心。如果可以从前部和后部进入腹腔，即使有子宫破裂史并造成过紧急情况，其余的通常也不会困难，不必担心。

在这样一个罕见的病例上成功的阴式子宫切除手术无疑会给以后类似罕见病例的术者注入额外的信心。理想的情况是问问自己，在既定的临床表现下，如果没有剖宫产术史和子宫破裂史，人们会尝试阴式子宫切除术吗？该答案应该指导临床医生的决策。

　　阴式手术，特别是为了进入膀胱子宫腹膜反折需要精通和熟悉子宫颈膀胱间隙、膀胱、膀胱柱和周围组织的解剖结构。解剖上可获得侧向游离间隙，即宫颈 – 阔韧带间隙，便于分离附着在中央的膀胱[3-8]。

　　一旦进入，即使到达子宫底，打开或切开膀胱子宫腹膜反折并不重要。重要的是，在子宫颈表面后方覆盖的一层薄薄的腹膜与膀胱前部之间放置膀胱牵开器。腹膜可以在稍后被切开或剖开。在可能的情况下，从可接近的子宫外侧部通过手指从膀胱阴道间隙向右或向左分离，并试着用手指将薄薄的腹膜推到前面，以便观察和分离，这样会更安全。这确保了扩张的空间，以便放置膀胱牵开器并保持膀胱向上和远离。

　　对于有剖宫产史的女性，如果阴式子宫切除术是可行的，根据其优点和操作者的热情和经验，可以通过阴道实施减瘤术、预防性输卵管卵巢切除术或治疗附件病理和子宫内膜癌。

参 考 文 献

[1] Sheth SS. Results of treatment of rupture of the uterus by suturing. J Obstet Gynaec Brit Cwlth. 1968;75:55–8.

[2] Sheth SS. Vaginal hysterectomy following earlier ruptured uterus and caesarean sections. J Gynecol Surg. 1998;14:185–9.

[3] Sheth SS. Vaginal hysterectomy. In: Studd JW (Ed). Progress in Obstetrics and Gynecology, Volume 10, 1st edition. London, UK: Churchill Livingstone; 1992. pp. 317–40.

[4] Sheth SS, Malpani AN. Vaginal hysterectomy following previous caesarean section. Int J Gynaecol Obstet. 1995;50(2): 165–9.

[5] Sheth SS. An approach to vesicouterine peritoneum through a new surgical space. J Gynecol Surg. 1996;12:135–40.

[6] Sheth SS. Access to vesicouterine and rectouterine pouches. In: Sheth SS (Ed). Vaginal Hysterectomy, 2nd edition. New Delhi, India: Jaypee Brothers Medical Publishers (P) Ltd; 2014. pp. 31–50.

[7] Sizzi O, Paparella P, Bonito C, et al. Laparoscopic assistance after vaginal hysterectomy and unsuccessful access to the ovaries or failed uterine mobilization: changing trends. JSLS. 2004;8(4):339–46.

[8] Sheth SS. Observations from a FIGO Past President on vaginal hysterectomy and related surgery by the vaginal route. Int J Gynecol Obstet. 2016;135:1–4.

二、典型病例

病例 15：阴式子宫切除术 + 左侧卵巢囊肿剥除术

【姓名】X 女士。

【年龄】47 岁。

【生育史】剖宫产 2 次。

【既往病史】无相关病史。

【主诉】月经过多 3 个月，持续性阴道出血 45 天。

临床诊断为子宫腺肌症导致异常子宫出血（abnormal uterine bleeding，AUB）。需排除子宫内膜增生等。

无肥胖。无高血压或糖尿病病史。子宫孕 12 周大小，活动度好，阴道穹窿清晰。宫颈下移度好有利于尝试阴式子宫切除术。

超声检查子宫体积 300cm³，子宫内膜厚度 16mm，其他表现正常。

【诊断】子宫腺肌症伴子宫内膜增生。

【手术】阴式子宫切除术 + 左侧卵巢囊肿剥除术。

【高危因素】膀胱分离。

阴式子宫切除术照常开始。通过宫颈阔韧带间隙进入膀胱反折腹膜[1-8]。膀胱很容易横向分离，然后再从内侧向后分离。子宫固定后，游离宫颈间隙到达子宫下段。通过轻柔地粉碎子宫腺肌瘤进行子宫分切术，并完成子宫切除。剔除左侧卵巢小囊肿，余下的 95% 正常组织被保留。子宫被送去做冰冻组织病理学检查，结果为阴性。冰冻切片应由经验丰富的病理学家分析，应仔细考虑可能影响误诊的因素[9]。仔细彻底止血后，关闭阴道残端。不需要输血。住院 2 天，恢复得很好（图 2-1 至图 2-6）。

【组织病理学检查】子宫重 320g。深部子宫腺肌症合并左侧卵巢单纯性囊肿。无恶变。

【手术心得】子宫颈 - 阔韧带间隙和冰冻组织病理学检查设备。

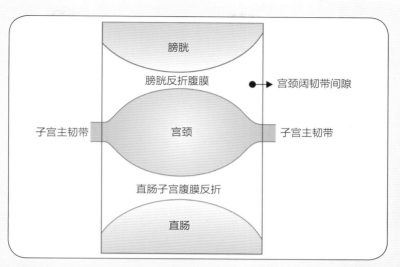

▲ 图 2–1　清晰显示膀胱与宫颈或宫颈外表面之间的间隙，膀胱外侧 1/5 以下的间隙比膀胱中央 3/5 的间隙大得多

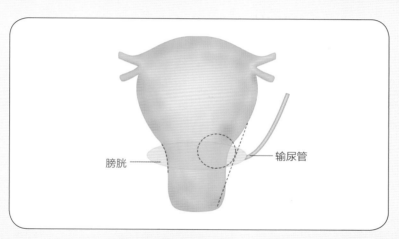

▲ 图 2–2　圆圈标记了宫颈 – 阔韧带间隙的位置 [1, 3]

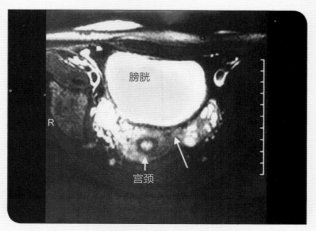

▲ 图 2–3　磁共振成像清楚地显示了间隙存在的距离 [4]

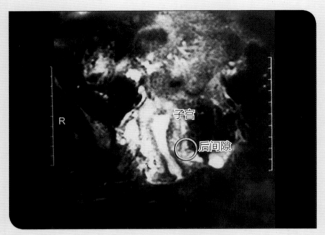

▲ 图 2-4　**MRI** 检查证实存在间隙手术窗（宫颈 – 阔韧带间隙）[4]

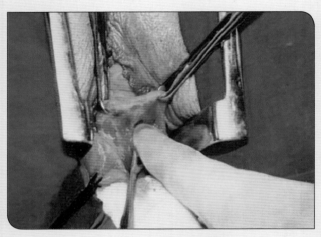

▲ 图 2-5　宫颈 – 阔韧带间隙

手指尖保持在子宫颈表面及膀胱前内侧，巧妙地向两层阔韧带之间延伸 [4]

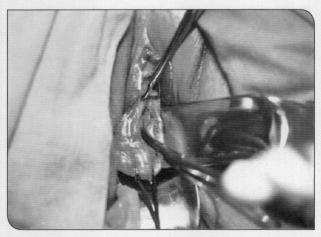

▲ 图 2-6　膀胱用巴布科克钳固定，在宫颈 – 阔韧带间隙用动脉钳固定 [4]

【总结】

• 如果患者没有剖宫产史，在相同的临床表现下，需要做阴式子宫切除术吗？如果答案是肯定的，应该尝试做阴式子宫切除术。

• 冰冻组织病理学检查使患者免于宫腔镜检查伴宫颈扩张及刮宫术及更具有创性的腹式子宫切除术[10]。

病例 16：阴式子宫切除术 + 压力性尿失禁修补术

【姓名】X 女士。

【年龄】50 岁。

【生育史】剖宫产 2 次。

无肥胖，无高血压、糖尿病病史。异常子宫出血，子宫孕 6 周大小，体积 115cm³。中度压力性尿失禁。

【诊断】异常子宫出血伴压力性尿失禁。

【手术】阴式子宫切除术伴经阴道经闭孔尿道中段悬吊术（transvaginal obturator tape，TVTO）。

阴式子宫切除术照常进行，利用子宫颈 – 阔韧带间隙进入膀胱反折腹膜[1-3]。肉眼未见子宫内膜病变。保留卵巢，针对压力性尿失禁行经闭孔尿道中段悬吊术[11-13]。彻底止血后缝合阴道。无须输血。住院 2 天后，病情平稳，恢复迅速。腹部完好无损（图 2–7）。

【组织病理学检查】子宫重 120g。深部子宫腺肌病合并子宫肌瘤。非典型鳞状上皮化生伴基底部增生。无恶性肿瘤。

【总结】

• 既往有或没有 2 次剖宫产史的患者，通过经闭孔尿道中段悬吊术和阴式子宫切除术相结合，可以避免再次手术。有 2 次剖宫产史，经阴道经闭孔尿道中段悬吊术为阴式子宫切除术增加了更多的益处。

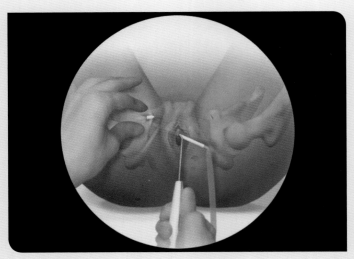

▲ 图 2-7　经阴道闭孔尿道中段悬吊术用于无张力支持（经闭孔无张力阴道悬吊系统）

病例 17：阴式子宫切除术 + 子宫减瘤术

【姓名】X 女士。

【年龄】46 岁。

【生育史】剖宫产 3 次。

【末次分娩】22 年前。

【主诉】月经过多 2 个月。

无肥胖，无高血压、糖尿病病史。

子宫孕 14 周大小，瘤结节状，宫颈下移度好有利于尝试阴式子宫切除术，阴道穹窿触诊清晰。

超声显示肌瘤大小 11cm×8.9cm×6.3cm，底部 5.1cm。子宫体积为 333cm³，附件正常。

【诊断】子宫平滑肌瘤。

【手术】阴式子宫切除术 + 子宫减瘤术。

【高危因素】3 次剖宫产史。

阴式子宫切除术照常进行，通过宫颈 – 阔韧带间隙到达膀胱反折腹膜 [1, 2, 4]（图 2-8）。固定子宫，尽可能向上分割宫颈，粉碎子宫并将其摘除以完成阴式子宫切除术 [14-17]。虽然有过 3 次剖宫产史，但是不需要更多的解剖分离 [18, 19]。输卵管和卵巢健康予以保留。彻底止血后缝合阴道。

无须输血。住院 2 天。术后，病情平稳，迅速恢复。

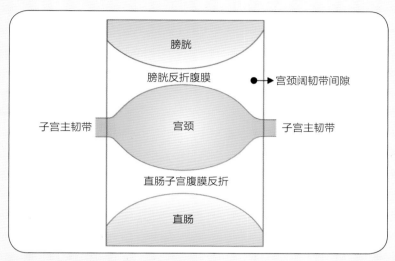

▲ 图 2-8　清晰显示膀胱与宫颈或宫颈外表面之间的间隙，膀胱外侧 1/5 以下的间隙比膀胱中央 3/5 的间隙大得多 [4]

【组织病理学检查】子宫孕 14 周大小，重 420g。子宫平滑肌瘤伴严重子宫腺肌症。没有恶性肿瘤。

【手术心得】子宫颈 - 阔韧带间隙加上肌瘤剔除的经验使得手术顺利。

【总结】

● 该患者避免了进一步开腹或腹部 5 个穿刺口。

病例 18: 阴式子宫切除术 + 右侧卵巢囊肿剥除术（伴子宫内膜增厚？）

【姓名】X 女士。

【年龄】49 岁。

【生育史】第 1 次剖宫产，第 2 次顺产分娩。

【末次分娩】18 年前。

【主诉】2 个月前，阴道点滴出血后大量出血。

无肥胖，无高血压、糖尿病病史。

【诊断】子宫肌瘤（子宫内膜增生？）伴右侧卵巢囊肿。

【手术】阴式子宫切除术 + 右侧卵巢囊肿剥除术。

子宫孕 14 周大小，宫颈下移度好，阴道穹窿清晰。

超声显示肌瘤 13cm×9cm×7cm，子宫体积为 442cm³，内膜厚 20mm。右侧卵巢 - 卵泡囊肿 2cm。

通过宫颈 - 阔韧带间隙分离膀胱[1-3]（图 2-9）。行子宫分切术 + 挖除术以完成阴式子宫切除[16, 17, 19]。子宫被送去做冰冻组织病理学检查，报告复杂性增生，无癌及异型性[15, 20]。剥除右侧卵巢 2cm×2cm 的囊肿[21, 22]，保留健康卵巢。右侧输卵管伞部囊肿和输卵管旁囊肿，行右侧输卵管切除术，完成子宫切除术。

彻底止血后缝合阴道，无须输血，住院 2 天，病情平稳，迅速恢复。

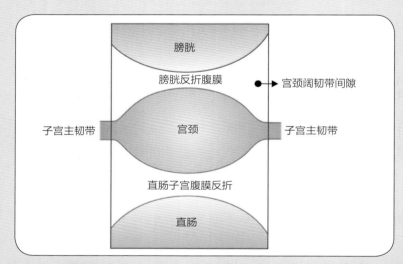

▲ 图 2-9　清晰显示膀胱与宫颈或宫颈外表面之间的间隙，膀胱外侧 1/5 以下的间隙比膀胱中央 3/5 的间隙大得多[4]

【组织病理学检查】子宫重 435g，平滑肌瘤，严重的子宫腺肌症，右侧输卵管正常。卵巢和输卵管旁囊肿无异常，右侧卵巢单纯性囊肿，无恶性肿瘤。

【手术心得】子宫颈 - 阔韧带间隙和阴式子宫切除术附件病理的经验。

【总结】
• 冰冻组织病理学检查使患者免于宫腔镜检查伴宫颈扩张及刮宫术及更具有创性的

腹部手术。

- 减瘤术增加了益处。

病例 19：阴式子宫切除术 + 左侧输卵管卵巢切除术用于卵巢子宫内膜异位囊肿的重度肥胖患者

【姓名】X 女士。

【年龄】38 岁。

【生育史】剖宫产 2 次。

【主诉】月经量多，痛经。

重度肥胖（BMI 为 42），无高血压、糖尿病病史。

子宫孕 10 周大小，宫颈下移度好，有利于尝试阴式子宫切除术，左侧卵巢子宫内膜异位囊肿。后穹窿清晰可见。超声检查证实子宫体积增大至 180cm³，左侧卵巢子宫内膜异位囊肿大小 6.6cm × 5.8cm × 4.3cm。

【诊断】子宫腺肌症 + 左侧卵巢子宫内膜异位囊肿 [23-26] 的重度肥胖患者（图 2-10 至图 2-12）。

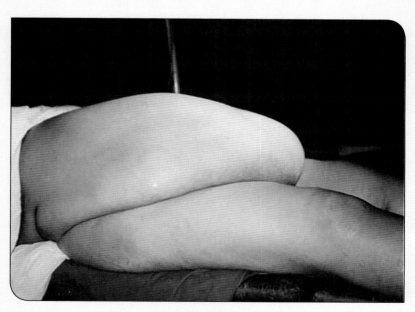

▲ 图 2-10　肥胖患者倾向于经阴道路径手术

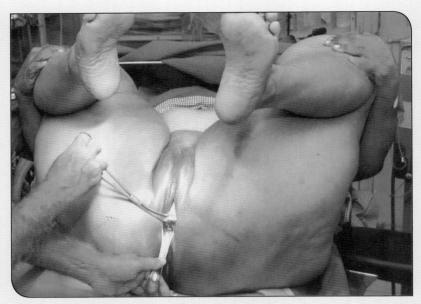

▲ 图 2–11　超屈姿势，患者用双手保持双脚分开，可以清楚地看到外阴和阴道区域

改编自 Seth SS. Superflexion position for difficult speculum examination. Int J Gynaecol Obstet. 2013；121：92-3.

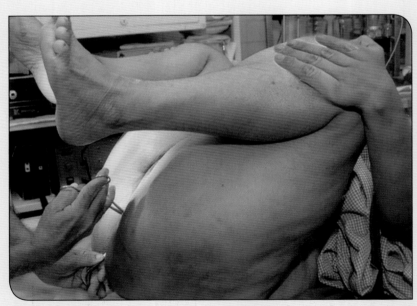

▲ 图 2–12　患者用双手保持双脚分开，可以清楚地看到外阴和阴道区域，以便进行窥器检查 [15]

　　【手术】阴式子宫切除术 + 左侧输卵管卵巢切除术 + 右侧输卵管切除术；"试验性阴道路径" [2, 14]。

　　【高危因素】可能存在粘连。

通过子宫颈 – 阔韧带间隙到达膀胱反折腹膜[1-4]。非常小心地进入直肠子宫陷凹[4]，虽然非常困难，但最终完成子宫切除术，剖开子宫，显示子宫内膜正常。左侧卵巢位置较低，用巴布科克钳牢牢钳住时，流出巧克力样囊液，行左侧输卵管卵巢切除术[21, 22]，行预防性右侧输卵管切除术[27]，患者非常希望保留右侧健康卵巢（年龄 38 岁），故予以保留。彻底止血后缝合阴道。不需要输血，住院 2 天，随后很快恢复。

【组织病理学检查】子宫重 213g，伴有严重的子宫腺肌症，左侧卵巢子宫内膜异位囊肿，双侧输卵管正常。无恶性肿瘤的证据。

【手术心得】子宫颈 – 阔韧带间隙和肥胖女性行阴式子宫切除术时因附件病变行输卵管卵巢切除术的经验。

【总结】

- 对有剖宫产史的重度肥胖的患者可以经阴道路径施行手术。
- 肉眼可见的子宫内膜异位囊肿为手术增加了益处。

病例 20：阴式子宫切除术 + 双侧输卵管卵巢切除术用于右侧卵巢子宫内膜异位囊肿患者

【姓名】X 女士。

【年龄】50 岁。

【生育史】剖宫产 2 次。

【末次分娩】18 年前。

【主诉】经期延长，经量过多，痛经。

【既往病史】腹腔镜手术治疗右侧卵巢子宫内膜异位症。

子宫大小正常，活动受限。宫颈下移度好，有利于尝试阴式子宫切除术。外侧和后穹窿有触痛可及坚硬的结节。"凹陷征"消失[21, 28-30]，后来在麻醉下得到了证实。

【超声检查】子宫体积 100cm³，右侧卵巢有 3cm×2cm 的子宫内膜异位囊肿。右侧输卵管和左侧卵巢正常，左侧输卵管积水。

【诊断】右侧卵巢子宫内膜异位囊肿伴左侧输卵管积水。

【手术】阴式子宫切除术 + 双侧输卵管卵巢切除术。

【**高危因素**】卵巢子宫内膜异位囊肿。

通过子宫颈 – 阔韧带间隙进入前腹膜[1-4]（图 2-13），经直肠子宫陷凹进入后腹膜，仔细分离软组织使其远离宫颈后表面，从后间隙进入腹膜[4, 21, 31]，通过有巧克力样囊液流出确认进入盆腔。巧克力样物质或液体从直肠子宫陷凹中流出表明进入腹腔（图 2-14 至图 2-17）。

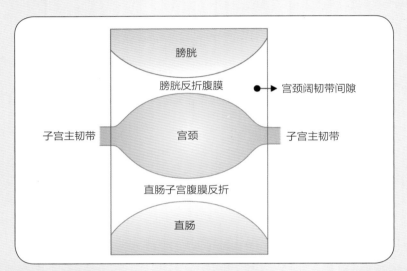

▲ 图 2-13　清晰显示膀胱与宫颈或宫颈外表面之间的间隙，膀胱外侧 1/5 以下的间隙比膀胱中央 3/5 的间隙大得多[4]

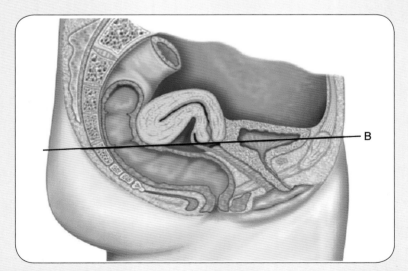

▲ 图 2-14　一个明显的后倾后屈子宫在子宫宫颈交界处和 **B** 线之间形成一个空间

引自 surgeon，Dr RD Prabhu，Shimoga，Karnataka，India[31]

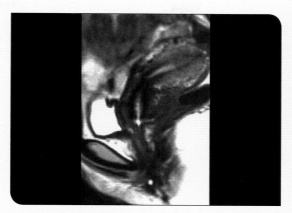

▲ 图 2-15　磁共振成像显示一个后倾后屈子宫和宫颈 – 阔韧带间隙，它的垂直长度是 **1.36cm**，横向长度是 **0.73cm**

引自 Dr Nilesh Shah and Dr Manjari Bapat，Mumbai，Maharashtra，India[31]

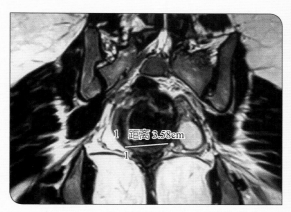

▲ 图 2-16　**MRI** 显示子宫 – 阔韧带间隙后部横向宽度，它是子宫和宫颈交界的宽度，加上 **1cm** 到两侧阔韧带的

引自 Dr Nilesh Shah and Dr Manjari Bapat，Mumbai，Maharashtra，India[31]

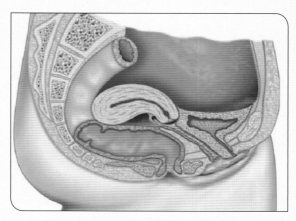

▲ 图 2-17　宫颈 – 阔韧带间隙后部的粘连肿块

引自 Prepared by surgeon，Dr RD Prabhu，Shimoga，Karnataka，India[31]

自宫颈开始至子宫底部将子宫完全等分，子宫分半切除或牵拉一侧子宫进行附件切除[21, 22]。右侧输卵管、卵巢与周围组织粘连，左侧卵巢正常。松解粘连后，行卵巢输卵管切除术，取出右侧输卵管及卵巢。牵拉完整切除一侧的子宫，尽可能向外侧牵拉切断圆韧带后，成功显露左侧骨盆漏斗韧带。之后，顺利完成左侧输卵管卵巢切除术，包括左侧输卵管积水，术野未见子宫内膜异位组织。完成子宫切除术伴双侧输卵管卵巢切除术。剖开子宫见子宫内膜正常。彻底止血后缝合阴道。不需要输血，住院2天，随后很快恢复。

【组织病理学检查】子宫正常，右侧卵巢子宫内膜异位症严重，右侧输卵管及左侧卵巢正常。左侧输卵管有输卵管积水。无恶性肿瘤。

【手术心得】

- 处理封闭的直肠子宫陷凹和卵巢子宫内膜异位症的治疗经验。
- 子宫内膜异位囊肿不大。
- 作为"试验性阴道路径"病例。

【总结】

- 有禁忌证并不能限制阴式手术。
- 有剖宫产史增加了阴式手术益处。

病例 21：阴式子宫切除术 + 双侧输卵管卵巢切除术用于异常子宫出血伴剖宫产及子宫破裂史患者

【姓名】X 女士。

【年龄】41 岁。

【生育史】4 次（第 1、3、4 次剖宫产，第 2 次子宫破裂）。

患者的第 1 次分娩方式为剖宫产，她第 2 次怀孕时子宫下段破裂，子宫被缝合并得以保留[32, 33]。在子宫破裂之后，在接下来的 2 次妊娠中进行了 2 次选择性剖腹产（图 2-18）。在最后 1 次剖腹产时，进行了输卵管绝育。

现在子宫孕 8 周大小，月经过多，药物治疗无效，3 次刮宫显示良性子宫内膜。在这期间，血红蛋白降至 6.5g。她渴望切除子宫，不想再做腹部手术。

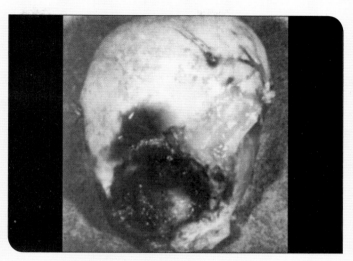

▲ 图 2–18　阴道分娩后立即发现子宫破裂，之前的分娩是剖宫产，子宫纵切口

改编自 Pritchard JA，MacDonald PC，Gant NF(Eds). William's Obstetrics, 17th edition. USA：A Publishing Division of Prentice Hall Incorporation；1985. pp. 697–706.

　　之前医生向她解释，她可以使用长效宫内节育器或子宫内膜消融术来避免手术，医生甚至向她提议行腹腔镜下双侧卵巢切除术，但她拒绝了，同时也拒绝了经腹子宫切除术。事实上，她说她从印度的古吉拉特邦的一个小地方来到孟买，以避免做腹部手术。在这种罕见病例中尝试阴式子宫切除无疑是鼓舞人心的，并可以建立可信的入路和技术。

　　临床检查示子宫孕 8 周大小，活动度好，无盆腔病变，过去被诊断为功能性子宫出血。超声示子宫体积 130cm³，子宫腺肌瘤，其他表现正常。在麻醉状态下也证实该情况，决定做阴式子宫切除。

　　我问自己，如果她没有子宫破裂和剖宫产史，根据临床检查和麻醉检查的结果，我会尝试阴式子宫切除术吗？如果答案是肯定的，医生可以尝试通过阴道路径进行子宫切除术，作为一个"试验阴式子宫切除术"病例 [2, 14]。

　　然而，这种情况在早期的文献中很少报道，如果因为阴式子宫切除术而发生任何并发症，人们的指责和普遍评论将是"为什么不做腹腔镜或腹式子宫切除术"？

　　因此，为了避免并发症的发生，我们进行了评估性或诊断性腹腔镜检查。腹腔镜检查没有发现阴道路径的禁忌证，增强了我进行阴式子宫切除术的信心。

　　【诊断】异常子宫出血（子宫腺肌症？）伴子宫破裂及剖宫产史。

　　【手术】阴式子宫切除术＋双侧输卵管卵巢切除术。

【**高危因素**】子宫破裂史。

阴式子宫切除术无困难。由于曾有 3 次剖宫产，1 次子宫破裂，通过子宫颈 – 阔韧带间隙到达膀胱反折腹膜或进行膀胱分离[1-4]，并按照常规完成子宫切除术[34]（图2-19）。可喜的是，术中很容易打开膀胱反折腹膜。这位患者非常渴望切除卵巢，希望以后再也不用做手术，尤其是生殖道手术。因此，在她的要求下进行了相应的双侧输卵管卵巢切除术治疗。彻底止血后缝合阴道。

失血量小于 50ml。术后恢复平稳，24h 后出院回家。术后随访良好。

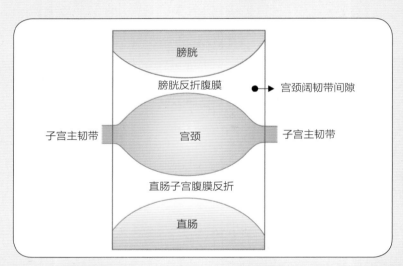

▲ 图 2-19 清晰显示膀胱与宫颈或宫颈外表面之间的间隙，膀胱外侧 1/5 以下的间隙比膀胱中央 3/5 的间隙大得多 [4]

【**组织病理学检查**】子宫重 160g，严重的子宫腺肌症，输卵管及卵巢正常。没有恶性肿瘤。

值得注意的是，世界上 80% 的地方都没有腹腔镜和（或）腹腔镜医生，女性可能会拒绝开腹手术[30]。幸运的是，子宫破裂在富裕国家是非常罕见的，而考虑通过阴道路径切除子宫的情况则更为罕见。

Kovac 等[35] 建议腹腔镜辅助阴式子宫切除术，对有剖宫产史者，通过子宫瘢痕前部进入。Coulam 和 Pratt[36] 认为主要的问题集中在膀胱损伤和难以通过损伤的前腹膜进入腹腔。Hoffman 和 Jaeger[37] 提到，有多次剖宫产史被认为是阴式子宫切除术的相对禁忌证，随着剖宫产次数的增加，意外损伤膀胱的风险可能会随之增加。膀胱与子宫下段的粘连，尤其有剖宫产史患者，会使中间粘连致密或坚硬，但不是两侧。不要以剖宫产史为借口逃避阴式子宫切除。可游离侧间隙，即子宫颈 – 阔韧带间隙进入[38]。然而，子宫破裂后的粘连是未知的。因此，我们进行了诊断性腹腔镜检查。

【手术心得】

• 患者迫切要求保持腹部完整，这促使我们进行了阴式子宫切除术。

• 在没有剖宫产手术和子宫破裂的情况下，根据同样的临床表现，我会行阴式子宫切除术。

• 热情迎接罕见病例的挑战，行阴式子宫切除术。

【总结】

• 这是一个难得的机会。

病例 22：阴式子宫切除术 + 阴道切除术 + 双侧输卵管卵巢切除术用于绝经后出血伴重度肥胖和糖尿病患者

【姓名】X 女士。

【年龄】53 岁。

【生育史】剖宫产 1 次。

【主诉】月经增多 3 个月，阴道持续出血 40 天。

临床诊断为异常子宫出血，子宫内膜增生？病态肥胖（BMI 为 44），高血压和糖尿病，子宫孕 10 周大小，宫颈正常，穹窿触诊清晰。宫颈下移度好，有利于尝试阴式子宫切除术（图 2-20）。

超声显示子宫体积 130cm³，子宫内膜厚度 24mm，盆腹腔正常。

【诊断】子宫内膜增生，子宫内膜恶性肿瘤？

【手术】阴式子宫切除术伴双侧输卵管卵巢切除术。

阴式子宫切除术始于切除 3cm 阴道。因为患者有剖宫产史，所以通过子宫颈 – 阔韧带间隙进入膀胱反折腹膜[1, 2]。患者由于肥胖，需要额外牵拉宫颈，并拉开阴道侧壁[23, 24, 26]。切除子宫后，术中立即将子宫送冰冻组织病理学检查[21]。与此同时，完成双侧输卵管卵巢切除术。冰冻组织病理学报告高分化腺癌，肌层厚度 23mm，浸润深度 7mm。我们与患者丈夫沟通，因为不需要盆腔淋巴结清扫，因此不需进一步的手术 [14, 19, 20]。手术前，患者已经完全了解并咨询了冰冻组织病理学检查，并要求在知情同意的情况下进行必要的治疗。她更倾向冰冻组织病理学检查，以避免额外去手术室进行宫腔镜检查和扩宫、诊刮检查，并希望切除卵巢。彻底止血后缝合阴道。不需要输血。住院 2 天，随后很快恢复。

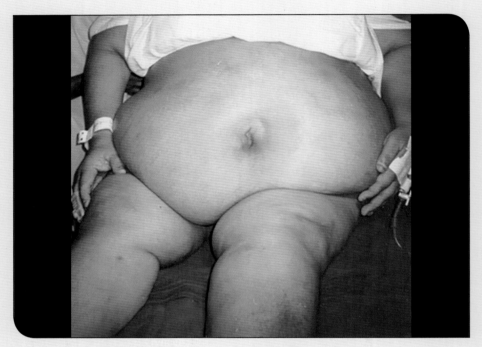

▲ 图 2–20　肥胖女性，对于肥胖患者更倾向于阴道路径 [14]

【组织病理学检查】子宫重 160g，高分化子宫内膜样腺癌伴肌层浸润 7mm，肌层厚 23mm。

【手术心得】冰冻组织病理学检查设备，随时准备切换到经腹途径。

【总结】

● 这名患者有重度肥胖和糖尿病，并有剖宫产史，她避免了早期的宫腔镜和刮宫手术，也避免了有更大创伤和经腹子宫切除术带来的并发症。

病例 23：阴式子宫切除术及改变膀胱反折腹膜入路

【姓名】X 女士。

【年龄】43 岁。

【生育史】剖宫产 3 次。

【既往病史】无相关病史，无肥胖，无高血压、糖尿病。

【主诉】月经过多 6 个月。

子宫孕 10 周大小，宫颈正常，下移度好，阴道穹窿清晰。超声检查证实盆腔正常，子宫体积 180cm³，子宫内膜厚 18mm。最近的宫腔镜 + 刮宫术显示内膜复杂增生，无异型性。

【诊断】子宫腺肌症伴子宫内膜增生（？）。

【手术】阴式子宫切除术伴预防性切除双侧输卵管。

【高危因素】3 次剖宫产。

阴式子宫切除术照常进行。通过子宫颈 – 阔韧带间隙从侧面分离膀胱，然而，膀胱中间严重粘连，需要更加谨慎从侧面才能到达较高的子宫浆膜。固定子宫后，达到略高位置，但不足以完全分离膀胱，由于分离膀胱存在风险，我们将宫颈一分为二，并将子宫底和子宫角拉近，以便有机会分离膀胱。牵拉子宫后壁，将部分子宫从后方拉出来。然后，手指可以通过直肠子宫陷凹或从后方间隙到达右宫角区域。将手指顺着间隙自后向前到膀胱反折腹膜。切开腹膜，放置膀胱牵开器[18]。切断右侧宫角，完全游离右侧子宫。以完成阴式子宫切除术。卵巢检查正常，予以保留。仅行双侧输卵管部分切除术（图 2–21）。彻底止血后缝合阴道。不需要输血。住院 2 天，随后很快恢复（图 2–22 至图 2–26）。

【组织病理学检查】严重子宫腺肌症伴复杂增生，无异型性。子宫重 195g。没有恶性肿瘤。

【手术心得】子宫颈 – 阔韧带间隙和 3 次剖宫产史。

【总结】
• 进入近子宫角区域并切除一侧子宫韧带是有效的。

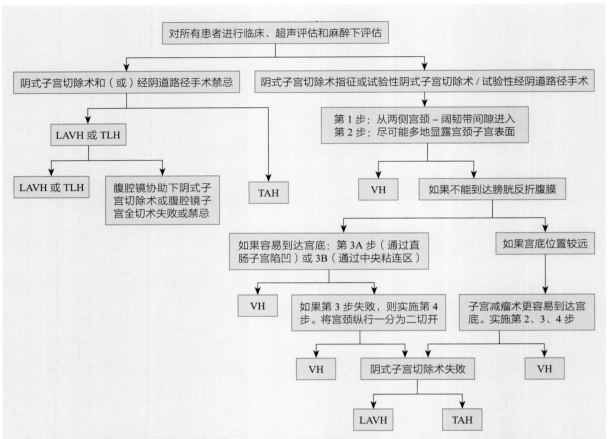

▲ 图 2-21 既往有 2 次或 2 次以上剖宫产的女性，无论是否采用"试验 VH 和（或）试验阴道路径"，均可进入膀胱反折腹膜 [4]

VH. 阴式子宫切除术；LAVH. 腹腔镜协助下阴式子宫切除术；TLH. 腹腔镜子宫全切术；TAH. 腹式子宫全切术

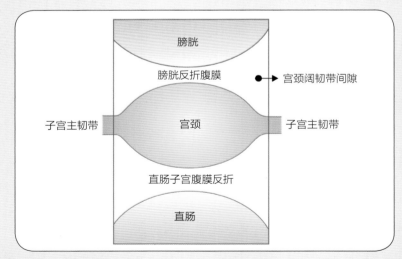

▲ 图 2-22 清晰显示膀胱与宫颈或宫颈外表面之间的间隙，膀胱外侧 1/5 以下的间隙比膀胱中央 3/5 的间隙大得多 [4]

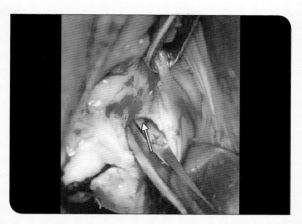

▲ 图 2-23　进入宫颈 – 阔韧带间隙，并用剪刀钝性扩张，组织钳夹住阴道黏膜，宫颈用黑色丝线牵拉缝合 [18]

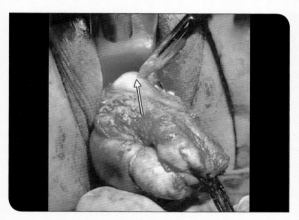

▲ 图 2-24　通过步骤 3Aii 到达膀胱反折腹膜，结扎子宫血管后，将子宫底从直肠子宫陷凹拉出并尽可能往前拉，手指几乎到达外侧的圆韧带，然后穿过直肠子宫陷凹并在右侧宫角部离开。最后，手指向内弯曲出现在前面，其上覆盖着薄薄的腹膜，然后切开腹膜让手指穿过它 [18]

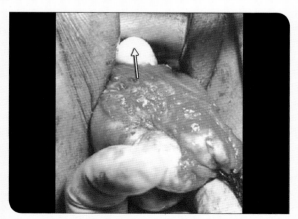

▲ 图 2-25　通过步骤 3Aii 到达膀胱反折腹膜，用一指将薄腹膜向前推出直肠子宫陷凹后，切开腹膜，露出手指。这使膀胱与子宫表面分离，从而可以放置膀胱牵开器 [18]

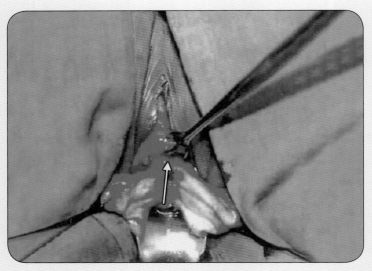

▲ 图 2-26　等分切开宫颈以到达膀胱反折腹膜，用巴布科克钳轻轻牵拉膀胱，使连接的组织完全显露，并平行进入 [4]

参 考 文 献

[1] Sheth SS, Malpani AN. Vaginal hysterectomy following previous caesarean section. Int J Gynaecol Obstet. 1995;50:165–9.

[2] Sheth SS. Vaginal hysterectomy. In: Studd J (Ed). Progress in Obstetrics and Gynecology, Volume 10, 2nd edition. London, UK: Churchill Livingstone; 1993. pp. 317–40.

[3] Sheth SS. An approach to vesicouterine peritoneum through a new surgical space. J Gynecol Surg. 1996;12:135–40.

[4] Sheth SS. Access to vesicouterine and rectouterine pouches. In: Sheth SS (Ed). Vaginal Hysterectomy, 2nd edition. New Delhi, India: Jaypee Brothers Medical Publishers (P) Ltd; 2014. pp. 31–50.

[5] Monaghan JM. A personal communication. 1994.

[6] Sizzi O, Paparella P, Bonito C, et al. Laparoscopic assistance after vaginal hysterectomy and unsuccessful access to the ovaries or failed uterine mobilization: changing trends. JSLS. 2004;8(4):339–46.

[7] Khung TT. Use of Sheth's uterocervical broad ligament space for vaginal hysterectomy in a patient with history of Caesarean section. Malaysian J Obstet Gynaecol. 1995;4(1–2): 39–42.

[8] Sheth SS. Vaginal Hysterectomy. Best Pract Res Clin Obstet Gynaecol. 2005;19(3):307–32.

[9] Gultekin E, Gultekin OE, Cingillioglu B, et al. The value of frozen section evaluation in the management of borderline ovarian tumors. J Cancer Res Therapeut. 2011;7:416–20.

[10] Aarts JW, Nieboer TE, Johnson N, et al. Surgical approach to hysterectomy for benign gynaecological disease. Cochrane Database Syst Rev. 2015;12(8):1–21.

[11] Petros P, Ulmsten U. An integral theory on female urinary incontinence. Experimental and clinical considerations. Acta Obstet Gynecol Scand Suppl. 1990;153:7–31.

[12] De Leval J. Novel surgical technique for the treatment of female stress urinary incontinence:

transobturator vaginal tape inside–out. Euro Urol. 2003;44:724–30.

[13] De Leval J, Waltregny D. New surgical technique for treatment of stress urinary incontinence TVT–Obturator: new developments and results. Surg Technol Int. 2005;14:212–21.

[14] Sheth SS, Paghdiwalla KP, Hajari AR. Vaginal route: a gynaecological route for much more than hysterectomy. Best Pract Res Clin Obstet Gynaecol. 2011;25(2):115–32.

[15] Sheth SS. Newer perspectives. In: Sheth SS (Ed). Vaginal Hysterectomy, 2nd edition. New Delhi, India: Jaypee Brothers Medical Publishers (P) Ltd; 2014. pp. 225–34.

[16] Pelosi MA II, Pelosi MA III. Uterine debulking at vaginal hysterectomy. In: Sheth SS (Ed). Vaginal Hysterectomy, 2nd edition. New Delhi, India: Jaypee Brothers Medical Publishers (P) Ltd; 2014. pp. 90–109.

[17] Pelosi MA, Pelosi MA III. A comprehensive approach to morcellation of the large uterus. Contemp Obstet Gynecol. 1997;42:106–25.

[18] Sheth SS. Vaginal hysterectomy in women with a history of 2 or more caesarean deliveries. Int J Gynecol Obstet. 2013; 122:70–4.

[19] Sheth SS. Vaginal or abdominal hysterectomy? In: Sheth SS (Ed). Vaginal Hysterectomy, 2nd edition. New Delhi, India: Jaypee Brothers Medical Publishers (P) Ltd; 2014. pp. 273–93.

[20] Zanagnolo V, Magrina JF. Vaginal hysterectomy for carcinoma of the endometrium. In: Sheth SS (Ed). Vaginal Hysterectomy, 2nd edition. New Delhi, India: Jaypee Brothers Medical Publishers (P) Ltd; 2014. pp. 216–24.

[21] Sheth SS. Adnexectomy for benign pathology at vaginal hysterectomy without laparoscopic assistance. Br J Obstet Gynecol. 2002;109: 1401–5.

[22] Sheth SS. Adnexal pathology at vaginal hysterectomy. In: Sheth SS (Ed). Vaginal

Hysterectomy, 2nd edition. New Delhi, India: Jaypee Brothers Medical Publishers (P) Ltd; 2014. pp. 150–62.

[23] Sheth SS. Vaginal hysterectomy as primary route for morbidly obese women. Acta Obstet Gynecol. 2010;89:971–4.

[24] Rafii A, Samain E, Levardon M, et al. Vaginal hysterectomy for benign disorders in obese women: a prospective study. Br J Obstet Gynecol. 2005;112:223–7.

[25] Lean ME. Prognosis in obesity. BMJ. 2005; 330:1339–40.

[26] Liston WA, Alexander C. Operating on the obese woman. In: Hillard T (Ed). The Yearbook of Obstetrics and Gynaecology, Volume 12. London, UK: RCOG Press; 2008. pp. 206–9.

[27] Kwon JS, Tinker A, Pansegrau G, et al. Prophylactic salpingectomy and delayed oophorectomy as an alternative for BRCA mutation carriers. Obstet Gynecol. 2013;121: 14–24.

[28] Sheth SS. Vaginal dimple––a sign of ovarian endometriosis. J Obstet Gynecol. 1991;11:292.

[29] Sheth SS. The scope of vaginal hysterectomy. Eur J Obstet Gynecol Rep Bio. 2004;115: 224–31.

[30] Sheth SS, Paghdiwalla K. Do we need the laparoscopic route? J Obstet Gynaecol India. 2001;51:25–30.

[31] Sheth SS. A surgical window to access the obliterated posterior cul–de–sac at vaginal hysterectomy. Int J Gynecol Obstet. 2009; 107:244–7.

[32] Sheth SS. Results of treatment of rupture of the uterus by suturing. J Obstet Gynaec Brit Cwlth. 1968;75:55–8.

[33] Sheth SS. Suturing of the tear as treatment in uterine rupture. Am J Obstet Gynecol. 1969;105:440–3.

[34] Sheth SS. Vaginal hysterectomy following

earlier ruptured uterus and caesarean sections. J Gynecol Surg. 1998;14:185–9.

[35] Kovac SR, Cruiskshank SH, Retto HF. Laparoscopy–assisted vaginal hysterectomy. J Gynecol Surg. 1990;6:185–92.

[36] Coulam CB, Pratt JH. Vaginal hysterectomy. Is previous pelvic operation a contraindication? Am J Obstet Gynecol. 1973;116:252–60.

[37] Hoffman MS, Jaeger M. A new method for gaining entry into the scarred anterior cul–de–sac during transvaginal hysterectomy. Am J Obstet Gynecol. 1990;162(5):1269–70.

[38] Sheth SS. Observations from a FIGO Past President on vaginal hysterectomy and related surgery by the vaginal route. Int J Gynecol Obstet. 2016;135:1–4.

病例 24：阴式子宫切除术用于 2 次古典式剖宫产史伴重度吸烟患者

【姓名】CS 女士。

【年龄】51 岁。

【生育史】2 次腹式纵行切口剖宫产。

【手术适应证】绝经后复发性阴道出血。

【内科 / 外科并发症】每天吸烟半包，脐疝修补术后。

【手术时长】120min（包括膀胱镜检查）。

【手术前后血红蛋白】12.7g/dl，10.1g/dl。

【恢复过程】术后 1 天出院，快速恢复活动，疼痛轻。

【病理报告】子宫重 78g，子宫腺肌症，子宫肌瘤（使子宫重量增加 10%，标本直接放入福尔马林做病理学检查，手术室测得总重量应多出 10%～15%）。

【术前评估】患者绝经 4 年，阴道持续出血 1 年，子宫内膜增厚 0.8cm。宫腔镜检查结合活检提示良性。患者选择了最佳治疗。建议行"试验性阴式子宫切除术"，并可能行中转开腹手术。术前用马洛芬以便术中行膀胱镜检查。宫颈可触及，子宫活动，下移度非常小。

【高危因素】有 2 次剖宫产伴腹部纵行切口，宫颈下移欠佳。

【手术过程】从两侧宫颈 - 阔韧带间隙进入可有效分离剖宫产瘢痕。

分离阔韧带间隙顺利，到达圆韧带，遇到了明显的阻力，尚未进入前反折腹膜中央。子宫进行分切，显露足够的视野，识别并完全进入前反折腹膜，然后安全地钳夹、分离和固定子宫各韧带及血管，并交付标本。两侧附件萎缩被骨盆漏斗韧带拉高并脱离视野。左侧子宫骶韧带附近腹膜边缘可见大量出血。由于骶韧带及腹膜边缘顶端回缩，显露并控制出血点实际上有点困难。然而，最终适当的缝合给予有效的止血。

【总结】

• 根据统计数据，阴道入路对尿道有保护作用。外科医生不应该被剖宫产瘢痕限制，而应该鼓励阴道路径，前提是外科医生对子宫颈 - 阔韧带间隙有足够的把握，并且术前评估表明手术很有可能成功。

• 伴有致密粘连的中央瘢痕的小子宫通常比有大的肌瘤子宫更难分离前腹膜。

• 美国妇产科学院指南支持所有可能的患者行阴式子宫切除术，包括那些计划与阴式子宫切除术一起接受预防性附件切除术的患者。原因是统计数据表明：①大多数患者，即使是绝经后的患者，也可通过阴道切除附件；②阴道入路是安全的，如果外科医生常规地放弃阴道路径，转而采用腹腔镜或开腹手术，那么患者的总体并发症将会增加。

• 这就是说，阴式手术医生必须时刻准备好面对难以找到附件（1 个或 2 个）的可能性。手术中的这些情况要么是由于盆腔粘连（年轻患者的典型问题），要么是由于骨盆漏斗韧带萎缩（老年绝经后患者的典型问题）。在这种情况下，只要患者没有可疑的附件病理，也没有图表中记录的附件恶性肿瘤的高风险因素——我个人的观点和做法是将那些无法接触到的附件留在原地，结束手术，接受这样一个事实：即我的一小部分患者可能会在某个时候出现新的附件病理，需要进一步手术。在这一特殊的病例中，就发生了这样的情况，术后 1 年，患者出现盆腔疼痛，超声检查发现卵巢实性肿块。她接受了腹腔镜下双侧输卵管卵巢切除术，确诊为卵巢良性纤维瘤。

病例 25：阴式子宫切除术 + 子宫减瘤术 + 双侧输卵管残端切除术用于无阴道分娩史的 4 次剖宫产史患者

【姓名】LW 女士。

【年龄】46 岁。

【生育史】剖宫产 4 次，输卵管绝育，无阴道分娩史。

【手术适应证】子宫大、月经过多。

【内科 / 外科并发症】无。

【手术时长】165min（包括膀胱镜检查和子宫骶韧带悬吊术）。

【手术前后血红蛋白】12.7g/dl，11.5g/dl。

【恢复过程】术后 1 天出院，快速恢复活动。

【病理报告】输卵管组织呈良性，子宫重 404g，子宫肌瘤（使子宫重量增加 10%，标本直接放入福尔马林做病理学检查，手术室测得总重量应多出 10%～15%）。

【术前评估】子宫内膜活检提示良性。子宫可移动，宫颈易触及。建议行"试验性阴式子宫切除术"，并可能进行开腹手术。患者对避免再一次开腹手术感到欣喜。手术前 3h 用马洛芬便于手术开始和结束时的膀胱镜检查。

【高危因素】子宫体积大，4 次剖宫产史，宫颈下移欠佳。

【手术过程】很容易进入后腹膜。从两侧进入宫颈 – 阔韧带间隙，以便辨认中央瘢痕，进行锐性分离。主要分离完成后膀胱显著下降，使其从下部完全释放。切断子宫动脉后，识别并进入前反折腹膜。行子宫减瘤术伴挖除术 + 楔形切除，手术进行顺利，直到标本完全切除。很容易找到两侧附件，检查卵巢及切除输卵管残端。

【总结】

• 既往剖宫产的次数不一定与粘连性的程度或阴道入路的可行性相关。最重要的是术前评估和手术中对子宫颈 – 阔韧带间隙的应用。

病例 26：阴式子宫切除术 + 双侧输卵管切除术用于无阴道分娩史的 1 次剖宫产史患者

【姓名】AL 女士。

【年龄】41 岁。

【生育史】1 次剖宫产史。

【手术适应证】月经过多、痛经。

【既往史】患者产后早期曾有大出血，行 L 子宫动脉栓塞，输血 10 单位，并行 2 次刮宫术，后进展为 Asherman 综合征。

【手术时长】135min。

【手术前后血红蛋白】13g/dl，11.1g/dl。

【恢复过程】出院第1天后有轻至中度的术后疼痛及疲劳，居家休息1周后得到缓解，此后能迅速恢复活动。

【病理报告】输卵管良性，子宫重81g（用福尔马林浸泡直接送病理的子宫重量增加了10%，在手术室中直接计算的重量将增加10%～15%）。

【术前评估】接诊时患者要求切除子宫以缓解临床症状，医生建议考虑其他治疗方案，但是患者拒绝，她更接受切除子宫后的状态。妇科查体提示子宫活动度可，宫颈可触及，取得子宫内膜进行活检，结果提示良性。

【高危因素】有限的手术操作空间，剖宫产瘢痕。

【手术过程】进入阴道过程中在打开膀胱腹膜反折后出现了中度活动性出血。重新缝合腹膜边缘至阴道残端以达到止血的目的。利用双侧膀胱宫颈韧带间隙，采用从外侧到内侧的方法，分离致密粘连的剖宫产瘢痕。子宫取出后附件均易触及。

【总结】

• 与以往有4次剖宫产史和大子宫的患者相比，只有1次剖宫产史和小子宫的患者的手术是比较简单易行的。然而由于术中出血多及手术时间相似，导致两者的手术难度几乎相同。根据此病例再一次提示，与外科医生的术前评估和清晰的解剖结构相比，既往手术的次数对评估手术成功的概率影响并不大。

病例27：阴式子宫切除术 + 子宫减瘤术用于6次经腹中线手术（5次剖宫产术及1次异位妊娠手术）的重度肥胖吸烟患者

【姓名】JY 女士。

【年龄】50 岁。

【生育史】G7P5（自然经阴道分娩一死胎，重3.09kg，剖宫产5次，异位妊娠1次）。

【手术适应证】盆腔慢性痛、月经过多，贫血，子宫肌瘤，疑似子宫腺肌病。

【既往病史】BMI为43，每天吸烟3根，6次腹部正中手术史。

【手术时长】140min（包括膀胱镜检查、子宫骶韧带悬吊术）。

【手术前后血红蛋白】8.5g/dl，9g/dl（术后恢复室输血2单位）。

【病理报告】慢性宫颈炎症，增殖期子宫内膜，子宫重284g，伴有大量黏膜下肌瘤。

【恢复过程】出院第 1 天有轻微疼痛，快速恢复活动，留置福莱导尿管 3 天（因膀胱镜检查损伤膀胱后壁黏膜轻度撕裂后的预防性措施）。

【术前评估】子宫内膜良性，宫颈可触及，子宫活动尚可但妇科检查时受限，牵拉宫颈后子宫正常下降，腹壁无凹陷。盆腔超声显示宫颈长 4cm，无延长，子宫中位，没有明显的前屈。建议患者行试验性阴式子宫术，患者同意，术前 3h 使用非那吡啶便于在手术开始和结束时行膀胱镜检查。

【高危因素】5 次腹部正中剖宫产史 +1 次经腹正中双侧输卵管切除术，子宫轻度下降。

【手术过程】患者处于麻醉状态时，再次用力牵拉宫颈，未发现明显的腹壁凹陷。首先，我们进入双侧宫颈 – 阔韧带间隙以便于分离子宫瘢痕组织。后穹窿很容易进入并探查。随后常规进行向前分离与解剖，使膀胱与子宫下段完全分离。分离出子宫动脉后，我们发现再进一步向前分离时受到了阻碍。

大部分组织通过双瓣 + 楔形切除后顺利取出。牵拉剩余的子宫肌层时出现了腹壁凹陷。我们从凹陷的腹壁上发现了前部阻力和牵拉力。用手指探查发现右侧卵巢韧带在盆腔相对较高的位置，并且偏向子宫侧壁，未扪及附件，我们认为它们可能附着粘连在盆腔侧壁上。在触觉引导下找到卵巢韧带，牵拉至视野中，确认位置正确且无其他组织后，钳夹卵巢韧带。剪断并结扎卵巢韧带，游离右侧子宫。再次内检发现左侧卵巢韧带与宫底、前腹壁致密粘连，但是在这个部位膀胱已被安全游离且已明确粘连部位，故行钝性分离。粘连分离后，可见左侧卵巢韧带，剪断并结扎。卵巢无异常，输卵管缺失，这与患者病史一致。

【总结】

• 试验性经阴道子宫切除术评估子宫与腹壁致密粘连的术前评估包括以下内容。

1. 宫颈活动度评估。

2. 牵拉宫颈以评估宫颈下降的程度及腹壁是否有凹陷（这一做法应该在手术室重复，因为此时患者进入了麻醉状态，可以更容易地牵拉宫颈）。

3. 双侧盆腔检查以确定子宫活动度。

4. 行经阴道超声测量宫颈长度，并评估与宫底和宫底与腹壁的关系。

需要注意的是，1 和 4 对所有患者都适用，但 2 和 3 在评估重度肥胖的患者时可能不可靠。

- 这个病例再次证明了宫颈 – 阔韧带间隙在周围解剖结构的作用，以及剖宫产的次数与腹壁粘连程度不一定有关。

- 手术早期宫颈良好的下降并不能保证手术成功完成。外科医生必须知道该在何时停止手术。这个特殊的病例，患者术中未中转开腹是幸运的。如果术前能确定患者腹壁粘连情况，我们不会行经阴道子宫切除术。在发现患者存在腹壁粘连时，尽管手术已经快完成了，我们还是准备改变手术入路。幸运的是，手术显露的范围和外科医生丰富的经验足够确认膀胱是安全的，并且用手指触摸到粘连面是可以被安全地"盲"分离的（在女性盆腔解剖中，外科医生的手通常比眼睛更能可靠地分辨不同的解剖结构）。

- 正如本病例中膀胱镜检查所表明的，在对吸烟患者进行手术时，别忘了组织是易碎的，伤口愈合不良是一个重大的手术风险。这些患者，应该使用更加轻柔的操作，并保证设备和器械充分的润滑。

第3章 既往有子宫手术史的经阴道子宫切除术

Vaginal Hysterectomy With History Of Uterine Surgery In Past

典型病例

病例 28：阴式子宫切除术用于经腹肌瘤剔除术史的未生育患者

【姓名】YJ 女士。

【年龄】41 岁。

【生育史】0 次。

【手术适应证】月经过多、子宫肌瘤。

【既往史】2008 年通过 Maylard 切口行子宫肌瘤切除术（肌瘤重 549g）；吸烟史 20 余年，每天 2～3 支。

【手术时长】105min（包括膀胱镜检查和子宫骶韧带悬吊术）。

【手术前后血红蛋白】12.5g/dl，因失血量极小，术后未查全血计数。

【康复过程】出院第 1 天有轻微疼痛感，迅速恢复活动。

【病理报告】右侧输卵管良性，子宫重 123g，子宫肌瘤（子宫重量加 10%，标本直接用福尔马林浸泡后送病理，在手术室中直接计算的重量将增加 10%～15%）。

【术前评估】这是一个慢性患者，早期由同一个外科医生进行肌瘤剔除术。患者主诉术后几年症状缓解，但几年后再次出现月经过多伴血块和痛经，怀疑子宫肌瘤复发。患者无生育要求，要求行子宫切除术。妇科检查：宫颈可触及，子宫活动度可，轻微增大，子宫内膜活检结果良性。

【高危因素】既往子宫肌瘤剔除术的瘢痕组织，未产妇有限的手术操作空间。

【手术过程】膀胱中央有致密瘢痕组织。左侧附件由于瘢痕未显露在术野。右侧卵巢可见，右侧输卵管被卵巢和韧带粘连包裹，但可进行锐性分离，并行输卵管切除术。

手术进行顺利，因为出血少相对容易操作。经两侧锐性分离进入宫颈 - 膀胱阔韧带间隙后有助于显露膀胱中央的瘢痕组织，从而分离粘连。随着每一次分离，子宫进一步下降，使解剖清晰且手术进行顺利，逐步分离膀胱，直至通过前反折腹膜进入腹腔。

【总结】

• 利用宫颈 - 膀胱间隙显露瘢痕组织，使阴道入路（腹部或腹腔镜入路风险更高）最大限度地安全且轻松地处理瘢痕组织，减少泌尿系损伤的风险。

• 手术成功的关键是通过膀胱反折腹膜的顶端逐步从外侧向内侧分离。在这个特殊病例中，对外科医生和患者来说，一个非常困难的手术变成了一个相对容易的手术。

病例 29：阴式子宫切除术 + 双侧输卵管切除术用于经腹肌瘤剔除术后肌瘤复发的初产妇

【姓名】HNM 女士。

【年龄】51 岁。

【生育史】孕早期自然流产 1 次，孕中期经阴道分娩死胎 1 次。

【手术适应证】痛经、月经过多，贫血。

【既往史】经腹横切口行子宫肌瘤剔除术。

【手术时长】180min（包括膀胱镜检查和子宫骶韧带悬吊术）。

【手术前后血红蛋白】11g/dl，9.3g/dl。

【康复过程】从出院第 1 天至 1 周即恢复行动。

【病理报告】子宫肌瘤重 443g（子宫重量加 10%，标本直接用福尔马林浸泡后送病理，在手术室中直接计算的重量将增加 10%～15%）。

【术前评估】牵拉宫颈可下降至处女膜缘内 1cm，子宫活动度可，术前通过饮食和补充铁剂，将血红蛋白因月经过多导致的 7g/dl 增加到了 11g/dl。子宫内膜活检良性。患者在咨询后选择接受"试验性经阴道子宫切除术"。

【高危因素】子宫体积，既往肌瘤剔除史。

【手术经过】首先从前侧分离进入宫颈 - 阔韧带间隙，以便从两侧向中间找到能够安全分离的部位，从而进入膀胱反折腹膜。锐性剪开后腹膜入路，分离宫骶韧带，向下牵拉宫颈从而经顶端横向进入阔韧带，然后在膀胱下方汇合。同法逐步处理，直至完全分离子宫动脉并且从前腹膜进入腹腔。使用去核瘤及楔形切除等方式辅助子宫娩出。在娩出过程中，发现子宫后壁与肠管粘连，锐性分离粘连。子宫完全牵出后，发现右侧附件被粘连包裹，可见右侧卵巢，肉眼观未见明显异常。切除左侧输卵管和卵巢送检查。

【总结】

• 子宫肌瘤剥除史，即使合并子宫体积增大，也不能在术前检查发现，条件允许的情况下成为"试验性经阴道子宫切除术"的禁忌证。

• 熟悉阔韧带间隙有助于术中进行安全的前路解剖，在分离侧面时遇到的任何出血都有可能来自子宫动脉的宫颈降支，可在结扎主韧带后迅速止住。

• 不影响子宫下降的子宫和肠管间粘连可以很容易经阴道锐性分离。

• 在女性育龄期间，不论子宫大小，正常情况下都能经阴道触及附件。如果术中未发现患者附件，其原因几乎总是有粘连。老年患者，由于绝经后骨盆漏斗韧带萎缩等因素，其发生粘连的情况更加频繁（1/3～1/2 的病例）。

第4章 经阴道子宫切除术与附件病变
Vaginal Hysterectomy With Adnexal Pathology

"在烦恼面前，有些人长出了翅膀，有些人买拐杖。"

—— Harold W Ruopp

一、概述

对于阴式子宫切除术中的输卵管卵巢切除术，远端离断和结扎圆韧带是"必须的"，仅此一点就有助于钳夹骨盆漏斗韧带[1, 2]。就像在经腹子宫切除术中一样，圆韧带被分别尽可能地从两侧切断，以创造一个空间钳夹骨盆漏斗韧带，从而行输卵管卵巢切除术。同样的原则也需要在阴式手术中进行，以便能够触及骨盆漏斗韧带。事实上，在阴式手术中几乎没有任何空间可以同时双侧钳夹[1-5]。

分离圆韧带的关键在于，利用离断后的圆韧带作为钳夹骨盆漏斗韧带的主要步骤。因此，手术分两步进行：①将圆韧带分开离断并固定；②钳夹游离的骨盆漏斗韧带[2, 5-7]。

Sheth 附件钳是一个特殊设计的钳子[2]，弧度 2cm，从尖端 1cm 处开始弯曲，可以方便钳夹骨盆漏斗韧带，并可以使 1 号聚乳酸缝线或 1–0 薇乔缝线贯穿并双重固定。输尿管要有安全防护，这是非常重要的，要牢记这一点，钳夹卵巢固有韧带尽可能在骨盆漏斗韧带内侧，但要远离卵巢组织。完成后，必须确保骨盆漏斗韧带缝合的残端或两侧没有活动性出血或术后可能的出血[5, 6]。

如果因卵巢位置过高或无法触及骨盆漏斗韧带，而难以行输卵管卵巢切除术或有手术风险时，可以不强求，通过钳夹、切断和缝合卵巢系膜来进行简单的卵巢切除术。

巨大子宫不应成为阴式子宫切除术的同时行卵巢切除术 / 输卵管卵巢切除术的禁

忌，因为只有在宫底已经向下牵拉或者牵出后才开始进行卵巢切除，这与正常大小子宫的步骤相同。

较大的子宫意味着输卵管和卵巢位于远端。然而，最终随着子宫的下降，输卵管和卵巢会随着子宫一起下降。它们位于子宫侧翼或子宫底，更靠近外科医生，变得容易触及，因此，较大体积的子宫切除不应限制在阴道子宫切除术的同时行输卵管卵巢切除术。

输卵管卵巢切除术主要用于无粘连、可移动的、良性的附件病变、输卵管积水或卵巢囊肿，如果需要的话可与阴式子宫切除术同时进行，在子宫分切完毕、子宫切除即将完成时操作，换句话说，就是在子宫分切完毕后同时行子宫和输卵管卵巢切除。最好切除正常附件侧所有的韧带连接，然后牵引子宫，远端切断圆韧带，探及患侧附件的骨盆漏斗韧带，从而行输卵管卵巢切除术，然后行对侧正常附件的输卵管卵巢切除术 [5-8]。在此之前，如果必要的话，切断阔韧带的部分血管以避免出血。

如果在切除了大量组织后，仍然难以探及的话，将子宫纵行切成两半，把一半推进深处，处理另一半子宫的输卵管和卵巢。将子宫一分为二或切除一半子宫后，从内侧轻轻牵引，以便尽可能从外侧切断圆韧带。切断圆韧带后，骨盆漏斗韧带易于探及（参见阴式子宫切除术＋输卵管卵巢切除术），从而完成一侧输卵管卵巢切除术。然后以同样的方法处理对侧。事实上，完全切开子宫可使输卵管卵巢切除术更简单。这对于年轻医生来说确实是一种妙计，同时也可以让女性避免腹部的 4～5 个穿刺口，以及避免创伤更大的开腹手术。

穿刺和清除输卵管积水很容易，但保持腹部完整更能让手术医生、患者及亲属满意。事实上，如果没有粘连或需要粘连松解，阴式手术对病理良性且包膜完整的输卵管积水和（或）卵巢囊肿的处理是令人满意的。

可以用抽吸的方法清除卵巢囊肿。用 16 号针或 Veere 针与吸引器相连可以很容易地进行抽吸。然而，在针头刺入囊肿之前，必须用隔离塑料布或纱布将周围组织保护起来，必要时将头侧调高，并在耻骨上施压，这样囊肿内容物最多只能弄湿隔离的覆盖物，而不会沾染到正常组织。前提条件如下。

- 几乎肯定是良性的附件病变。
- 冰冻病理设备。
- 用于隔离的覆盖物。
- 有经阴道子宫切除术＋输卵管卵巢切除术或附件病变的输卵管卵巢切除术的经验。

● 能够开展腹腔镜或开腹手术（试验性经阴道途径手术）。

因此，在没有腹腔镜辅助的经阴道子宫切除术中，阴式手术处理输卵管积水和单侧或双侧卵巢囊肿是很容易的[5-8]。

（一）粘连

在子宫切除术中，当到达附件后，需要一个干净的手术环境来进行输卵管卵巢切除术。如果附件粘连，这种粘连通常可以用手指进行钝性粘连松解。重点是用手指小心地按压正常的输卵管或卵巢表面，将其与病变的组织分离，并将病变的粘连部分推开。指尖很容易进入输卵管和（或）卵巢的正常和病变部分之间，并将病变的粘连组织从正常组织中推开。这通常有利于下一步用百克钳夹住部分游离的卵巢或输卵管，再用剪刀将其进一步分离，用百克钳轻轻夹肠管可以很容易地看到并分离附件与肠或网膜间的粘连。结扎小血管以确保止血，这为进一步粘连分解，游离整个输卵管或卵巢提供了手术空间[6, 8]。

（二）预防性输卵管切除术

需要钳夹输卵管下方的系膜，并切除整个输卵管。卵巢固有韧带、卵巢悬韧带和圆韧带在子宫切除术后仍保持"原位"。不切除卵巢的单纯输卵管切除术可能会影响卵巢血供，然而目前的文献建议增加或至少行预防性的输卵管切除术，因为卵巢癌可能始于输卵管伞端。因此，如果要进行预防性的卵巢切除术，应该是输卵管卵巢切除术，而不仅仅是卵巢切除术[9, 10]。

（三）为什么不对伴有附件病变的巨大子宫进行腹腔镜全子宫切除术或腹腔镜辅助阴式子宫切除术

对于阴式手术外科医生来说，除非这也是禁忌证，否则对这种病例开展"试验性经阴道手术"是合适的。如果试验失败，首先考虑腹腔镜手术，然后考虑开腹完成所需的手术。通常情况下，试验性手术会成功，并能够提高手术技能。因此，可以在行阴式子宫切除术的同时处理良性输卵管和（或）卵巢病变，从而避免腹腔镜手术或开腹手术的更大创伤，如腹部的创伤[5, 7]。重要的是在患者的安全和操作者的手术能力范围内实施这种手术，且术者具有浓厚的兴趣和热情。通常情况下，经阴道子宫切除术可能不是问题，但附件切除术是主要问题。

（四）经验

对于经阴道子宫切除术的良性附件病变，可同时施行输卵管卵巢切除术。早期最好选择活动性好的囊肿，不宜过大，虽然大小影响并不大。

- 单纯性浆液性囊肿。

- 卵巢皮样囊肿／畸胎瘤。

- 输卵管积水／输卵管积血。

- 卵巢子宫内膜异位囊肿：囊肿直径小于 3cm，最好无粘连。在这里，尺寸大小并没有那么重要，重要的是"无粘连"。这是无法预测的，如果对此有怀疑，诊断性或评估性腹腔镜检查将是有帮助的。通常情况下，想要将卵巢从粘连中分离出来的自信、坚持和渴望将会使你受益良多，手指和剪刀可以很容易地分开粘连，游离卵巢或输卵管。

这种粘连松解、游离卵巢、切除输卵管卵巢的技术提高了信心，并激励人们开展越来越多的此类手术。积累了一些经验后，我能够在阴式子宫切除术的同时处理大小 6cm 以下的卵巢子宫内膜异位囊肿，行"试验性经阴道途径"输卵管卵巢切除术 [7]。超过 6cm 的子宫内膜异位囊肿，建议在腹腔镜辅助下进行粘连松解，行输卵管卵巢切除术，并行腹腔镜辅助下阴式子宫切除术或腹腔镜下全子宫切除术。根据不同情况选择不同术式。与直径 15cm 的浆液性囊肿或畸胎瘤相比，即使直径仅为 3cm 的卵巢子宫内膜异位囊肿也可能使阴式子宫切除手术失败。对于无粘连的非子宫内膜异位囊肿，只要它是良性的并且可以被剥离，囊肿大小对阴式手术来说没有限制。

（五）排除恶性肿瘤

如果没有术中冰冻病理，或有一丝恶性肿瘤的可能，应该排除经阴道途径。此外，永远不能 100% 保证看起来明显是良性的卵巢肿瘤 100% 是良性的，因为石蜡病理可能会给人一个出乎意料的结果。如果已选择阴式手术，必要时必须经腹行大网膜切除术和淋巴结清扫术。更明智、更安全的做法是主动行冰冻病理检查，而不是等几天后石蜡病理结果提示恶性，从而不得不进行一些计划外的令人不安的治疗。

如果卵巢或输卵管的冰冻病理报告提示恶性或可疑恶性，最好终止阴道手术，改用耻骨上纵行切口开腹，并采取一切必要的操作 [6, 8]。对于对侧正常卵巢，操作者可以经阴道完成输卵管卵巢切除术后缝合切口，或经腹进行输卵管卵巢切除术。收集腹腔灌洗液进行细胞学检查。

（六）为什么要行开腹手术

因为所需的手术不能在阴道进行，例如需要进行以下操作。

- 大网膜切除术。
- 检查盆腔淋巴结和主动脉旁淋巴结，并根据需要进行淋巴结切除术。
- 检查肝脏。
- 腹腔冲洗以进行细胞学检查。

（七）超声的作用

术前诊断通常应该排除恶性肿瘤的可能。印度孟买 NM 医疗中心的超声学专家 Darshana Kshisagar 博士在术前报告称：①卵巢实性肿物是卵巢纤维瘤和肉瘤，后被证实；②早期被另一位超声医生诊断为恶性的左侧卵巢实性肿瘤，她报告为该女性卵巢正常但合并左侧阔韧带肌瘤。对于后者，我很高兴在行经阴道子宫切除术的同时做了左侧阔韧带肌瘤切除术，避免了开腹手术，并在术中确认了这一点。那些超声报告不是良性的或可疑恶性的病变术后也被证实，本书病例中的超声检查大部分都是由她完成的 [6, 7]。

值得信赖的超声诊断意见对手术方式的确定至关重要，尤其是对于以下四个方面：①卵巢良性病变；②子宫体积 / 大小；③早期行辅助性经阴道手术时确定卵巢囊肿大小，以及排除子宫内膜异位症（她通常建议月经结束后复查超声，以避免黄体干扰；卵巢子宫内膜异位囊肿对操作医生的要求更高）；④既要有"避免医疗纠纷"的精神，又要有"避免手术失败"的思想。就像在产科一样，在特定的病例中，可尝试性使用产钳，如果成功，可以顺利地经阴道分娩；如果不成功，也不是产科医生的错误或者失败，而是预计中的失败，也就是可以转为已准备好的剖宫产手术。这种渴望成功与进步，但同时又缓解了紧张的心态，可以使一个人完成越来越多的手术，从而获得技术上的进步。

促进行阴式手术的因素如下。

- 创伤最小，最符合患者利益。
- 可靠的超声检查结果用于决策。
- 积累的阴式子宫切除术中行双侧输卵管卵巢切除的经验。
- 热情和热忱。
- 从不太困难的手术开始，逐步发展到更困难的病例。

参 考 文 献

[1] Sheth SS, Malpani AN. Technique of vaginal oophorectomy during vaginal hysterectomy. J Gynecol Surg. 1994;10:197–202.

[2] Sheth SS. The place of oophorectomy at vaginal hysterectomy. Br J Obstet Gynecol. 1991;98:662–6.

[3] Sheth SS, Malpani A. Routine prophylactic oophorectomy at the time of vaginal hysterectomy in postmenopausal women. Arch Gynecol Obstet. 1992;251:87–91.

[4] Sheth SS. Vaginal hysterectomy. Best Pract Res Clin Obstet Gynaecol. 2005;19(3):307–32.

[5] Sheth SS. Concomitant salpingo–oophorectomy at vaginal hysterectomy. In: Sheth SS (Ed). Vaginal Hysterectomy, 2nd edition. New Delhi, India: Jaypee Brothers Medical Publishers (P) Ltd; 2014. pp. 137–49.

[6] Sheth SS. Adnexal pathology at vaginal hysterectomy. In: Sheth SS (Ed). Vaginal Hysterectomy, 2nd edition. New Delhi, India: Jaypee Brothers Medical Publishers (P) Ltd; 2014. pp. 150–62.

[7] Sheth SS, Paghdiwalla KP, Hajari AR. Vaginal route: A gynaecological route for much more than hysterectomy. Best Pract Res Clin Obstet Gynaecol. 2011;25(2):115–32.

[8] Sheth SS. Adnexectomy for benign pathology at vaginal hysterectomy without laparoscopic assistance. Br. J Obstet Gynecol. 2002;109:1401–5.

[9] Kwon JS, Tinker A, Pansegrau G, et al. Prophylactic salpingectomy and delayed oophorectomy as an alternative for BRCA mutation carriers. Obstet Gynecol. 2013;121:14–24.

[10] Xu X, Desai VB. Hospital variation in the practice of bilateral salpingectomy with ovarian conservation in 2012. Obstet Gynecol. 2016;127(2):297–305.

二、典型病例

病例 30：双侧巨大输卵管积水的阴式全子宫双附件切除

【姓名】X 女士。

【年龄】53 岁。

【生育史】0 次。

【主诉】绝经后异常子宫出血 5 天。

【末次月经】5 年前。

患者无肥胖，无高血压及糖尿病病史，全身检查结果正常。妇科查体：子宫大小正常，活动度欠佳，宫颈正常，下拉程度可承受阴式手术，后穹窿可触及盆腔两侧囊实性肿物。

妇科超声检查：子宫大小正常，体积 50cm³，子宫内膜厚度 4mm，双侧输卵管积水（右侧 6.2cm×2cm，左侧 7.5cm×3.8cm），双侧卵巢未见异常。

【诊断】未产妇双侧输卵管积水。

【手术】阴式全子宫双附件切除术。

【高危因素】未产妇[1]。

【麻醉下操作】再次查体证实该患者符合"试验性经阴道入路"[2, 3]。固定子宫后，将子宫削切两半，圆韧带及骨盆漏斗韧带保留完整包括双侧输卵管积水，然后进行子宫切除术。该患者输卵管和卵巢及周围组织致密粘连，小心游离出双侧输卵管，并分离输卵管与卵巢及周围组织的粘连。

取头高位及耻骨上加压协助积水输卵管的引流和标本取出。术中常规铺无菌单，吸引器吸引左侧巨大输卵管积水使其体积缩小，牵引左半部子宫以剪断骨盆漏斗韧带，切除左侧输卵管及卵巢。

切除左半子宫后为右侧的手术操作提供了足够的空间，同法牵引右半子宫，并完成输卵管卵巢切除术[4, 5]（图 4-1 和图 4-2）。检查标本，子宫内膜正常，双侧输卵管积水。尽可能贴盆壁切断两侧圆韧带，可以方便牵引削切两半的子宫。至此，全子宫及双附件切除术完成。术中无输血。术后患者住院 2 天，顺利康复出院。

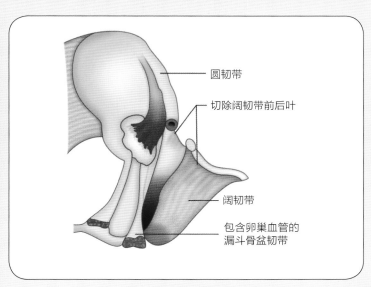

圆韧带

切除阔韧带前后叶

阔韧带

包含卵巢血管的漏斗骨盆韧带

▲ 图 4-1　分离圆韧带及腹膜后空间

引自 Valea FA, Mann WJ.(2014).Open oophorectomy.[online] Available from www.uptodate.com/contents/image?imageKey=OBGYN%2F69337~OBGYN%2F79076~OBGYN%2F58049&topicKey=OBGYN%2F3304&source=see_link&search=open+oophorectomy&utdPopup=true. [Accessed December, 2016]

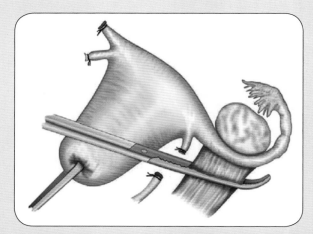

▲ 图 4-2　远端断扎圆韧带，使用一种特殊的卵巢钳夹住骨盆漏斗韧带

引自 Sheth SS(Ed).Vaginal Hysterectomy, 2nd edition.New Delhi, India：Jaypee Brothers
Medical Publishers(P)Ltd；2014.pp.137-49.

【组织病理学检查】双侧输卵管积水（6cm、7cm），子宫、宫颈、卵巢均未见异常，子宫重 60g。

【手术心得】全子宫双附件切除术的经验及未生育患者的阴式手术经验。

【总结】

• 未生育患者无须限制行全子宫切除术。

• 在子宫切除术接近完成时，可以腾出足够的空间处理存在病变的附件。

病例 31：阴式子宫及左侧输卵管卵巢切除术用于卵巢子宫内膜异位囊肿伴 2 次剖宫产史肥胖患者

【姓名】X 女士。

【年龄】38 岁。

【生育史】剖宫产 2 次。

【主诉】月经过多伴痛经。

患者重度肥胖（BMI 为 42），无高血压、糖尿病病史。

妇科检查：子宫如孕 10 周大小，宫颈活动度可，可进行阴式手术，左侧附件区可触及卵巢子宫内膜异位囊肿，右、后穹窿未及异常。超声检查结果：子宫增大，体积约 180cm³，左侧卵巢子宫内膜囊肿，大小 6.6cm×5.8cm×4.3cm。

【诊断】子宫腺肌症，左侧卵巢子宫内膜异位囊肿，过度肥胖。

【手术方式】阴式全子宫切除 + 左侧附件切除 + 右侧输卵管切除术。

【高危因素】盆腔粘连。

通过宫颈阔韧带间隙 [1, 6] 打开膀胱反折腹膜（图 4-3）。保护直肠子宫陷凹，完成子宫切除术。切开子宫，子宫内膜未见明显异常。下拉左侧卵巢，同时用止血钳固定 [7, 8]，使用文中（图 4-4 至图 4-6）器械和方法吸净子宫内膜异位囊肿内囊液，然后切除左侧附件 [9]，同时预防性的切除右侧输卵管。因患者年龄为 38 岁且有保留右侧卵巢的强烈意愿，遂予以保留。检查盆腔内无出血，缝合阴道。术后 2 天，患者顺利康复出院。

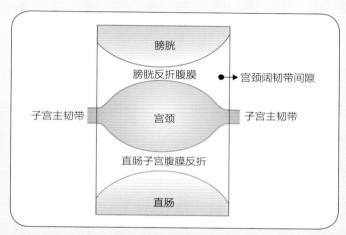

▲ 图 4-3　清晰显示膀胱与宫颈之间的间隙，膀胱外侧 1/5 以下的间隙要比膀胱中央 3/5 的间隙大得多

引自 Sheth SS(Ed). Vaginal Hysterectomy, 2nd edition.New Delhi, India: Jaypee Brothers Medical Publishers(P)Ltd; 2014. pp.31-50.

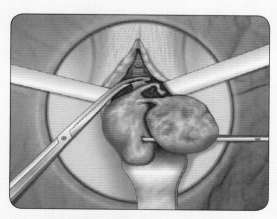

▲ 图 4-4　应用附件钳牵引并切断右侧骨盆漏斗韧带及右侧附件周围的全部连接 [4]

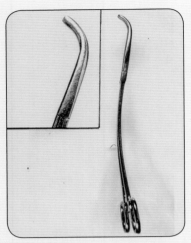

▲ 图 4-5　特殊设计的卵巢和附件
钳 [7]（Cooper Surgical, USA）

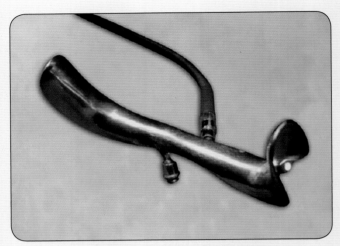

▲ 图 4-6　**Sim** 带光源的阴道拉钩

引自 Sheth SS. Fiberoptic light for oophorectomy at vaginal hysterectomy. Obstet Gynec Surv.1999；54：171-2.

【病理学检查】子宫重 213g，重度子宫腺肌症。左侧卵巢子宫内膜异位囊肿，双侧输卵管未见异常。无恶变征象。

【手术心得】既往 2 次剖宫产史肥胖患者的阴式全子宫切除术 [10]。

【总结】

● 可努力尝试阴式卵巢子宫内膜异位囊肿切除手术。

● 增加了对剖宫产史肥胖患者的手术经验。

病例 32：左侧卵巢子宫内膜异位囊肿及右侧卵巢畸胎瘤伴 2 次剖宫产史的阴式全子宫双附件切除术

【姓名】X 女士。

【年龄】42 岁。

【生育史】剖宫产 2 次。

【末次分娩】14 年前。

【主诉】月经过多。

【末次月经】15 天前。

　　患者中等身材，无高血压或糖尿病病史。妇科检查：子宫如孕 12 周大小，伴有肌瘤，活动度欠佳。宫颈活动度良好，可行阴式手术。双附件区囊实性肿块，于后穹窿处可清楚触及。超声检查提示：子宫增大，体积约为 300cm³，右侧卵巢畸胎瘤（6cm×5cm），左侧卵巢子宫内膜异位囊肿（3cm×3cm），双侧输卵管未见异常。

　　【诊断】子宫肌瘤，右侧卵巢畸胎瘤，左侧卵巢子宫内膜异位囊肿。

　　【手术】阴式全子宫双附件切除术。

　　【高危因素】双侧附件病变，剖宫产 2 次。

　　通过子宫颈阔韧带间隙打开前腹膜（图 4-7）。因为后穹窿被活动度良好的右侧卵巢囊肿占据，可以轻松打开后穹窿。随后进行子宫切除术，因子宫体积过大，无法完整取出，遂进行子宫肌瘤剔除，并削薄因子宫腺肌症而增厚的肌壁，从而将子宫分次取出。子宫两侧致密粘连，离断子宫右上方粘连带，使右半侧子宫完全游离。分离左侧卵巢粘连带，刺破左侧卵巢子宫内膜异位囊肿，巧克力样囊液流出。随后取出剩余子宫及左侧附件。肉眼检查，子宫增大，子宫腺肌病伴小肌瘤，内膜未见异常。接下来处理对侧附件（图 4-8）。

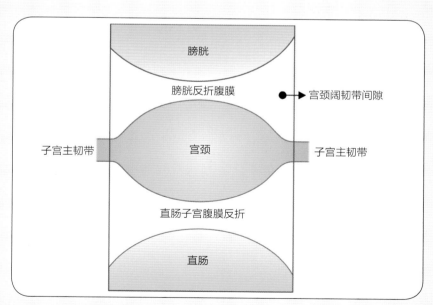

▲ 图 4-7　清晰显示膀胱与宫颈之间的间隙，膀胱外侧 1/5 以下的间隙要比膀胱中央 3/5 的间隙大得多

引自 Sheth SS (Ed). Vaginal Hysterectomy, 2nd edition.New Delhi, India：Jaypee Brothers Medical Publishers(P)Ltd；2014.pp.31-50.

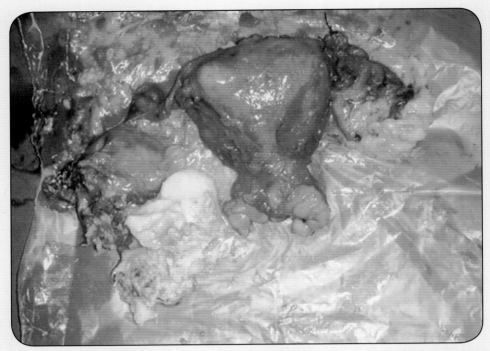

▲ 图 4-8　子宫右侧为畸胎瘤，左侧为子宫内膜异位囊肿（整个标本放置在皮样囊肿溢出物上）

　　右侧卵巢不可见，通过耻骨上加压，调整为头高体位，巴布科克钳进入右侧附件区。该区域可触及一囊实性肿物，大小约 6cm×5cm，活动度尚可，使用气腹针穿刺囊肿，并连接吸引器，吸出浓稠囊液，且未污染健康组织，并进一步证实卵巢畸胎瘤的诊断[2, 4, 11-15]。因患者无保留卵巢的强烈愿望，遂行右侧附件切除术。探查盆腔无活动性出血。术后 2 天，患者痊愈出院。

　　【组织病理学检查】子宫重 360g，伴有重度子宫腺肌症和子宫小肌瘤。右侧卵巢畸胎瘤，左侧卵巢子宫内膜异位囊肿。无恶性病变。

　　【手术心得】
- 阴式全子宫及双附件切除术治疗子宫内膜异位囊肿的经验。
- 良性且活动度良好的右侧卵巢畸胎瘤切除增加难度。

　　【总结】
- 2 次剖宫产史并没有改变进行阴式手术入路的决策。
- 卵巢畸胎瘤的附件切除术可以直接进行，但子宫内膜异位囊肿的切除需要额外小心。

病例 33：双侧卵巢子宫内膜异位囊肿及"凹陷征"阳性的阴式全子宫双附件切除术

【姓名】 X 女士。

【年龄】 46 岁。

【生育史】 剖宫产 1 次。

【末次分娩】 20 年前。

【主诉】 经期延长，经量增多并伴有痛经。

【既往病史】 2 次腹腔镜下卵巢子宫内膜异位囊肿剥除术。

子宫大小正常，活动受限。宫颈正常，活动度良好，具备阴式手术条件。两侧穹窿及后穹窿均可触及肿物，有压痛。"凹陷征"[16] 阳性，后穹窿因内异症粘连，完全封闭。随后在麻醉下也证实了这一体征。

【超声检查】 宫体积约 100cm^3，右侧卵巢见一个大小 2.7cm×1.5cm 子宫内膜异位囊肿。右侧输卵管未见异常。左侧卵巢见一个大小 3.1cm×1cm 子宫内膜异位囊肿，伴左侧输卵管积水。

【诊断】 双侧卵巢子宫内膜异位囊肿。

【手术】 阴式全子宫双附件切除术。

【高危因素】 "凹陷征"阳性。

通过宫颈阔韧带间隙打开前腹膜。将软组织从宫颈后表面分离至可以直接触摸到坚硬的宫颈组织表面[17]，以此进入后穹窿，打开后腹膜（图 4-9）。进入后腹膜的标志是看到卵巢子宫内膜异位症囊液流出。

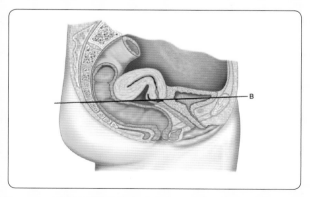

▲ 图 4-9　后倾后屈的子宫与宫颈宫体交界形成一个空间和 B 线

引自 surgeon，Dr RD Prabhu，Shimoga，Karnataka，India[17]

子宫从宫颈至宫底完全等分为两部分，在切除附件时起到牵引的作用。输卵管和卵巢与周围组织致密粘连。因患者既往曾行 2 次卵巢囊肿切除术，故左侧卵巢小于右侧卵巢。松解双附件周围粘连，为后续切除做好准备，牵拉已对半等分的子宫，再尽可能向外侧切断圆韧带。探查术野内未见子宫内膜异位组织，完成子宫双附件切除术。检查标本：剖开子宫，内膜正常。再次探查盆腔无活动性出血，后缝合阴道。术中未输血。住院 2 天，病情平稳恢复出院。

【组织病理学检查】子宫正常，双侧卵巢重度子宫内膜异位症，输卵管正常，无恶性病变。

【手术心得】

- 处理卵巢子宫内膜异位症和打开致密粘连的后穹窿的经验。
- 子宫内膜异位囊肿不大。
- 作为"阴式手术标准"病例。

【总结】

- 松解粘连以进入后穹窿，随后松解输卵管和卵巢。
- 既往剖宫产手术史增加了挑战。

【讨论】

值得注意的是，开放空间一贯存在于子宫后倾后屈的女性。它被描述为直肠 - 子宫颈带（或子宫宫颈 - 阔韧带间隙），位于子宫后侧和宫颈近端之间，阔韧带外侧的前后两叶及直肠后方（图 4-9 和图 4-10）。宫颈的后角形成了这个空间的顶点，它的深度取决于是否存在粘连或肿块，以及子宫后屈的程度和宫体和宫颈连接处的宽度，再加上两侧阔韧带的两叶约 1cm 的距离（图 4-11）。当直肠子宫陷凹是空虚的，这个空间从宫体后部，宫颈凸起处延伸到宫颈角的前面。因此，大多数女性都可以尝试通过这个手术空间进入子宫后壁。子宫后面的空间与盆腔腹膜腔是连续的，除非粘连部分或全部将其闭塞，当向后的子宫恢复到正常位置时，子宫颈后阔韧带间隙消失。这个空间有时可以被粘连的肿物部分阻塞（图 4-12），但它的顶端几乎总是会留有一个窗口，足够使得一个手指或小棉签进入，并从那里进入后穹窿的其他部分。当子宫颈阔韧带后叶间隙没有粘连，即可用组织钳钳夹子宫，将其拉入术野。前屈的子宫在子宫前方创造了一个类似的空间，它也可以在开腹手术或腹腔镜辅助阴式手术中作为一个手术窗口。

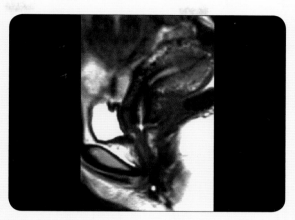

▲ 图 4-10　**MRI** 图像显示后倾后屈子宫及子宫阔韧带后叶间隙，垂直方向为 **1.36cm**，横向 **0.73cm**

引自 Dr Nilesh Shah and Dr Manjari Bapat，Mumbai，Maharashtra，India [1]

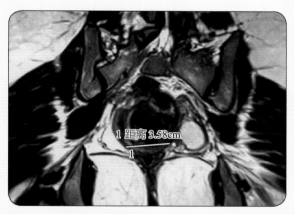

▲ 图 4-11　**MRI** 图像显示后叶阔韧带横向宽度，等于宫颈宫体连接处宽度向左右两侧各加 **1cm**

引自 Dr Nilesh Shah and Dr Manjari Bapat，Mumbai，Maharashtra，India [17]

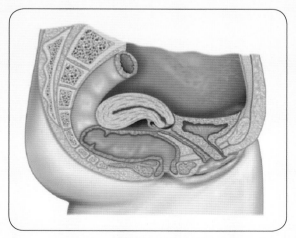

▲ 图 4-12　在子宫颈阔韧带间隙后方的粘连肿物

引自 surgeon，Dr RD Prabhu，Shimoga，Karnataka，India [17]

因此，即使在直肠子宫陷凹被阻塞或"凹陷征"阳性的情况下，也可以以子宫阔韧带后叶间隙作为手术窗口，为卵巢子宫内膜异位症女性在阴式手术切除附件时提供入口。然而，既往有剖宫产史女性，不太容易在子宫前方获得子宫颈阔韧带间隙而从侧面分离膀胱。

以下几点为我们铺平了道路。

• 用手指和棉签可使宫颈后表面与宫颈前表面一并显露，并（或）打开腹膜外的宫颈下隧道。

• 必要时，通过腹腔外固定子宫血管。

• 松解子宫颈交界处下方和（或）上方的粘连，并利用它来找到子宫颈阔韧带后间隙。

• 试图找到安全、简便和不造成病理损伤的途径进入腹膜。

病例 34：实性卵巢肿物的阴式全子宫双附件切除术

【姓名】X 女士。

【年龄】52 岁。

【生育史】足月正常经阴道顺产分娩 2 次。

【末次分娩】20 年前。

【主诉】阴道点滴出血近 3 个月。

患者中等身材，无高血压及糖尿病病史。妇科查体：子宫体积增大，如孕 12 周大小，活动好。宫颈光滑，牵拉宫颈下降度受限。穹窿可触及右侧附件区实性肿物。

【超声检查】子宫大小 9.8cm×8.5cm×7.3cm，体积 328cm³。宫腔内见一子宫内膜息肉，大小约 1cm，子宫内膜厚度 12mm，右侧卵巢见一实性肿物，大小 4cm×2cm，RI 抵抗指数 0.62。良性肿瘤（勃勒纳瘤？）。

【诊断】子宫肌瘤，右侧卵巢勃勒纳瘤？

【手术】阴式全子宫双附件切除术。

【高危因素】宫颈下降受限，卵巢实性肿瘤。

因为宫颈下降受限，所以行试验性阴式手术。因患者合并子宫肌瘤及腺肌症，故需首先行肌瘤剥除术及子宫肌壁减瘤术之后进行完整子宫切除[3]。术中探查右侧卵巢可见一质硬实性肿物，大小约 3cm×2cm，完整剥除肿物，保留剩余健康卵巢组织。子宫及右侧卵巢肿物送冷冻病理，如果可能，患者渴望保留卵巢。冰冻组织学病理检查：子宫及卵巢肿物未见恶性成分。卵巢肿块为良性勃勒纳瘤。鉴于患者 52 岁，右侧卵巢肿瘤，建议患者行双附件切除术，但患者有强烈保留卵巢意愿，通过术前讨论及与患者沟通，最终达成一致意见，如果为良性肿瘤，卵巢将被保留[4, 5, 7, 8]；如果为恶性，将进行切除。检查盆腔内无活动性出血，缝合阴道，术中未输血。术后 2 天，患者恢复平稳出院。

【组织病理学检查】子宫重 330g，重度子宫腺肌症，子宫平滑肌瘤。右侧卵巢良性勃勒纳瘤，左侧卵巢和双侧输卵管未见异常，无恶性肿瘤证据。

【手术心得】冰冻病理检查的应用。

【总结】

• 良性实性卵巢肿瘤的阴式手术和值得信赖的超声科医生。

病例 35：卵巢实性肿物（伴子宫内膜息肉？）的阴式子宫及双侧输卵管卵巢切除术

【姓名】X 女士。

【年龄】64 岁。

【生育史】足月经阴道顺产分娩 1 次。

【末次分娩】32 年前。

【主诉】绝经后阴道出血。

【末次月经】15 年前。

患者体型肥胖（BMI 为 42），伴高血压病史，无糖尿病病史。近 2 个月以来自觉下腹疼痛。

子宫大小正常，活动自如，宫颈活动度好，建议阴式手术，左穹窿处可触及一质硬肿物。

【超声检查】子宫正常大小，体积 30cm³。子宫内膜厚 10mm。右侧输卵管及卵巢正常。左侧卵巢可见一大小 5.3cm×4cm 实性肿瘤（图 4-13），RI 为 0.65，由经验丰富的超声专家 Darshana Kshirsagar 博士报告，他是印度孟买 NM 医疗中心的放射医学科顾问医生，他认为该患者的肿瘤是卵泡膜细胞瘤或者纤维瘤，而不是恶性肿瘤。左侧输卵管正常。

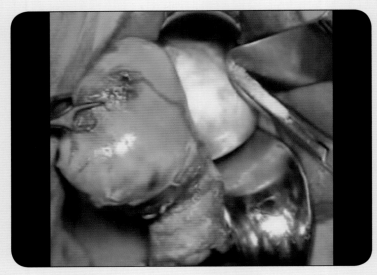

▲ 图 4-13　左侧卵巢肿瘤，断开对侧子宫所有连接韧带，牵拉子宫完成附件切除术

【诊断】左侧卵巢纤维瘤，子宫内膜息肉。

【手术】阴式全子宫双附件切除术。

【高危因素】实性卵巢肿瘤，子宫内膜病理性增生，厚 10mm。

由于患者不排除子宫内膜癌，阴式子宫切除伴 3～4cm 阴道壁被切除[3, 18, 19]。小心分离紧贴肠管的左侧卵巢肿物，并分离右侧子宫上段粘连，游离右侧子宫，充分显露左侧附件区术野。左侧附件肿物与子宫相连，保持其完整性。尽可能在远端靠外侧切断左侧圆韧带，钳夹骨盆漏斗韧带完成左侧附件切除术，包括完整的卵巢肿物[4, 5]。至此完成全子宫切除和左侧附件切除术。检查标本，剖开子宫见一子宫内膜息肉，其余部分未见异常。子宫及左侧卵巢肿物送冰冻病理检查。同时行右侧附件切除术，至此完成全子宫及双侧附件切除。冰冻切片 HP 报告病理结果诊断为良性子宫内膜息肉伴良性卵巢纤维瘤，未见恶性成分，术中未予输血治疗。术后住院 2 天，顺利康复出院。

石蜡病理组织学检查：子宫重 35g，轻度子宫腺肌症，子宫内膜息肉。左侧卵巢良性纤维瘤，未见恶性肿瘤，右侧卵巢及双侧输卵管未见异常。

【手术心得】

• 可靠的超声检查诊断卵巢实性肿瘤为良性肿块（纤维瘤或卵泡膜瘤）。

• 良性卵巢肿瘤行阴式全子宫双附件切除术的手术经验。

• 如果子宫内膜息肉的冰冻病理结果是恶性的，希望它没有侵犯子宫肌壁的 1/2 以上，这样就不需要切除盆腔淋巴结，阴式全子宫及双附件切除手术范围也是足够的。

• 阴式手术对这样一个肥胖且合并高血压的患者是有益的，不会出现腹部切口不愈合等并发症。

【总结】

• 在可靠的超声报告及冰冻病理前提下，阴式手术路径是非常正确的选择。

• 冰冻切片未显示子宫内膜癌。

病例 36：经阴道子宫及双侧附件切除术后因卵巢肿物中转开腹（因卵巢癌失败的经阴道入路）

【姓名】X 女士。

【年龄】48 岁。

【生育史】足月经阴道顺产分娩 3 次。

【末次分娩】16 年前。

【主诉】下腹部疼痛伴性交疼痛（性交困难）。

患者正常身材，无高血压、糖尿病病史。妇科检查：子宫增大，如孕 10 周大小，活动度好。正常宫颈，活动度好，可行阴式手术，左穹窿可触及一囊实性肿物并累及至后穹窿。右侧及前穹窿未及异常。

超声检查提示子宫增大，体积 190cm³，左侧卵巢囊肿，大小 8cm×4cm，内见分隔，壁厚，肿物轮廓不规则，无实性区，RI 为 0.46，右侧输卵管及卵巢未见异常。

【诊断】左侧卵巢肿瘤。

【手术】阴式全子宫双附件切除术→卵巢腺癌→"阴式手术尝试"失败→经腹大网膜切除术及盆腔淋巴结切除。

以下是详细过程，包括阴式手术中的冰冻病理检查。对于拟行阴式手术的患者进行详细的术前谈话，告知患者手术风险，并签署知情同意书。首先进行试验性阴式手术[2,3]，子宫固定后，切断子宫右侧所有连接韧带，使其游离，右侧输卵管及卵巢未见异常。用塑料袋包裹左侧附件区以避免囊液污染周围组织，左侧卵巢表面正常，光滑，无赘生物及粘连。牵拉子宫，并配合耻骨上压力显露左侧卵巢肿物，在尽可能远端切断该侧子宫圆韧带，至此，我们完成了子宫和左侧附件切除术[4,5,11]，并保证了左侧卵巢肿物的完整性。剖视子宫，内膜未见异常。子宫、左侧输卵管及卵巢行送冰冻病理检查。冰冻切片由经验丰富的病理学家进行分析，并仔细排除可能导致错误诊断的相关因素[20]。同时完成对侧附件的切除。冰冻病理结果回报为卵巢恶性肿瘤，高分化腺癌。收集腹腔灌洗液进行细胞学检查，缝合阴道，并改变体位进行开腹手术，取腹右侧旁切口，探查腹腔未见异常，行大网膜切除术及双侧盆腔淋巴结清扫术。探查肝、膈肌、主动脉旁和下腔静脉区域未见异常。收集结肠旁沟和腹腔冲洗液送细胞学检查。患者术后恢复顺利。

常规病理检查结果提示，左侧卵巢高分化腺癌，双侧输卵管，右侧卵巢和子宫未见异常。子宫重210g，中度子宫腺肌症，盆腔淋巴结及大网膜均未见病变。

在征求肿瘤外科医生意见后，患者接受化疗。在处理附件病变时，特别是卵巢病变，必须进行详细的术前咨询和沟通，取得患者的知情同意，并确保符合冰冻病理检查和中转开腹手术的条件，以避免不良后果。

【手术心得】在错误的病例中尝试阴式手术途径。

【总结】

●冰冻病理检查，为中转开腹手术做好准备。

病例37：因右侧阔韧带肌瘤行阴式子宫切除术及双侧输卵管卵巢切除术及右侧阔韧带肌瘤切除术

【姓名】X女士。
【年龄】54岁。
【婚育史】足月经阴道顺产分娩4次。

【末次分娩】24 年前。

【主诉】月经量增多，痛经伴右下腹疼痛。

【末次月经】10 天前。

妇科检查：子宫增大，如孕 12 周，活动度好，表面可触及结节，子宫颈正常，可尝试阴式手术，右侧附件区可触及一质硬肿块。

【超声检查】子宫增大，体积约 240cm³，右侧阔韧带肌瘤大小约 8cm×5cm，卵巢正常。

【诊断】子宫肌瘤，右侧阔韧带肌瘤。

【手术】阴式全子宫双附件切除 + 阔韧带肌瘤切除术。

【高危因素】阔韧带肌瘤。

轻松打开前后腹膜。按照常规，行子宫切除术，切断一侧子宫的全部韧带及组织游离出单侧子宫，牵拉游离出子宫，有助于行对侧输卵管卵巢切除。肉眼检视标本，子宫体积增大，未见其他异常。随后行对侧附件切除，至此，完成全子宫双附件切除 [7, 8]。显露右侧阔韧带肌瘤。尽量保持原有的解剖结构，小心地剥除肌瘤的假包膜，取出瘤核 [3, 18, 21-22]（图 4-14 和图 4-15）。对包膜上的小出血点电凝止血，探查盆腔无活动性出血后，缝合阴道。手术顺利，无须输血治疗，术后住院 2 天，患者顺利康复出院。

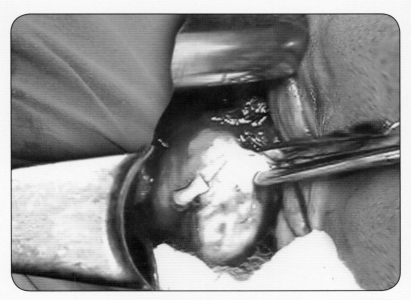

▲ 图 4-14　切开阔韧带肌瘤包膜，使用组织钳钳夹突入阴道的肌瘤 [21]

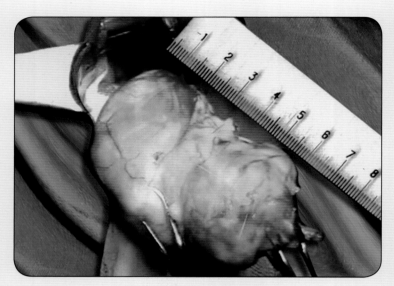

▲ 图 4-15 阔韧带肌瘤直径约 8cm

【组织病理学检查】子宫重 260g 伴平滑肌瘤。双附件均未见异常。阔韧带肌瘤重 80g。未见恶性病变。

【手术心得】阴式全子宫双附件切除术的手术经验。

【总结】

● 阴式全子宫双附件切除术治疗阔韧带肌瘤比切除子宫内膜异位囊肿容易，患者无须接受开腹和（或）腹腔镜手术[23]。

● 阔韧带肌瘤切除术增加了风险。

【讨论】

阔韧带肌瘤一般是原发的，位于子宫侧面，不是子宫的组成部分。

它通常位于盆腔内，子宫侧缘的外侧，骨盆壁内侧。可靠的超声检查通常可以看到阔韧带肌瘤与卵巢是分开的。

在完成阴式全子宫切除术后，就会有足够的空间来处理阔韧带肌瘤。当阔韧带肌瘤与阴道接近时也没有必要感到焦虑或紧张，因为其解剖结构并不复杂，丰富的阴式全子宫及双附件切除术经验对此有很大帮助。

隆起的肌瘤较容易触及，由于盆腔体积有限，当阔韧带肌瘤较大时更容易被触诊到，且体积较大的阔韧带肌瘤常更靠近子宫，从内侧更容易触及。中等大小的阔韧带肌瘤常位于卵巢和子宫之间，如果操作者在附件切除术中能够远端结扎切断骨盆漏斗韧带，然后从中部剥除阔韧带肌瘤浆膜层并剔除肌瘤是可行的。

在阴式全子宫切除术同时切除阔韧带肌瘤的前提条件如下：

1. 有丰富的阴式全子宫双附件切除术的手术经验。

2. 获得患者的知情同意。

3. 有经验的医生完成，并具备长拉钩及光纤光源，能够很好地显露阔韧带肌瘤。

4. 尝试"阴道试验路径"。

输尿管：尽管从解剖学上看，输尿管并不经过阔韧带肌瘤处，但在剥除和切掉阔韧带肌瘤假包膜时仍要特别小心，以免损伤输尿管。

病例 38：因左侧卵巢囊肿蒂扭转行阴式子宫切除术及双侧输卵管卵巢切除术

【姓名】X 女士。

【年龄】59 岁。

【生育史】分娩 1 次。

【末次分娩】23 年前。

【主诉】绝经后阴道出血。

【末次月经】13 年前。

严重的下腹疼痛伴呕吐。

患者中等身材，无高血压、糖尿病病史。查体：心动过速，下腹部有压痛，伴肌紧张及轻度腹胀。妇科查体：子宫增大，如孕 6 周大小，活动度欠佳。宫颈正常，活动度好，可尝试阴式手术。左穹窿及后穹窿可触及囊实性肿块。

【超声检查】子宫体积增大，约 100cm³，左侧卵巢囊肿，大小 7.2cm × 6.3cm × 7.6cm，囊内见凝血块，无分隔。超声科专家 Darshana Kshirsagar 医生报告为左侧卵巢囊肿蒂扭转。对侧输卵管和卵巢未见异常，术前诊断为左侧卵巢囊肿蒂扭转，行常规术前准备。

建议行阴式全子宫及双附件切除术，卵巢囊肿蒂扭转本应行腹腔镜手术或开腹手术，而阴道途径从未被考虑。

然而，综合患者的查体结果及宫颈条件，患者可行阴式子宫切除术。但如何处理

"扭转的卵巢囊肿"还存在争议。根据以往行附件切除术治疗附件病变的经验，包括一些不太容易的手术，使得我们有足够的经验行阴式手术治疗该患者的卵巢囊肿蒂扭转。

【诊断】左侧卵巢囊肿蒂扭转。

【手术】阴式全子宫双附件切除术。

【高危因素】卵巢囊肿蒂扭转和急腹症。

患者的查体结果及宫颈条件适合进行阴式手术，因为囊肿位于左侧，所以在固定子宫后，首先切断子宫右侧的所有韧带及纤维组织，包括右侧卵巢固有韧带、输卵管根部和圆韧带，以游离右侧子宫。然后将子宫向左侧翻转，使子宫后壁显露于术者。这就使得术者有足够的空间观察后穹窿，然后分离左侧输卵管卵巢与周围组织的粘连，完整显露术野，并用塑料袋隔离左侧附件与周围组织，用 16 号针头抽吸囊肿内容物，以缩小囊肿体积，将针头连接到吸引器，吸出约 150ml 的血性囊液。调整患者为头高体位，配合耻骨上压，并轻轻牵引游离子宫，可见到左侧薄壁的卵巢囊肿，合并坏死、出血，骨盆漏斗韧带扭转 3 圈。切断左侧圆韧带，尽可能靠外侧断扎左侧骨盆漏斗韧带，进行患侧输卵管卵巢切除术，一并切除扭转坏死的囊性肿块 [24]（图 4-16）。然后预防性切除对侧正常的右侧输卵管及卵巢。术前已进行交代并取得患者的知情同意。检视标本：剖开子宫示正常内膜。手术过程中未予输血，术后 2 天，患者恢复平稳出院。

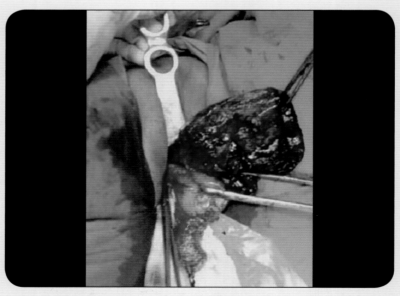

▲ 图 4–16　扭转的卵巢囊肿伴坏死及出血，大小约 **10.5cm×8.5cm×8.6cm**

改编自参考文献 [24]

【组织病理学检查】卵巢良性囊肿蒂扭转，囊肿呈红褐色，伴出血及组织坏死。子宫、右侧输卵管、卵巢正常，无恶性病变。

【手术心得】符合阴式手术条件，术者需具备输卵管卵巢病变的附件切除手术经验。

【关键】对特殊的病例要勇于尝试。

【总结】
- 当再次出现类似情况积极向同事推荐该术式。

参 考 文 献

[1] Sheth SS. The nulliparous patient. In: Sheth SS (Ed). Vaginal Hysterectomy, 2nd edition. New Delhi, India: Jaypee Brothers Medical Publishers (P) Ltd; 2014. pp. 63–71.

[2] Sheth SS. Vaginal hysterectomy. In: Studd J (Ed). Progress in Obstetrics and Gynecology, 10th edition. London, UK: Churchill Livingstone; 1993. pp. 317–40.

[3] Sheth SS, Paghdiwalla KP, Hajari AR. Vaginal route: a gynaecological route for much more than hysterectomy. Best Pract Res Clin Obstet Gynaecol. 2011;25(2):115–32.

[4] Sheth SS. Adnexal pathology at vaginal hysterectomy. In: Sheth SS (Ed). Vaginal Hysterectomy, 2nd edition. New Delhi, India: Jaypee Brothers Medical Publishers (P) Ltd; 2014. pp. 150–62.

[5] Sheth SS. Adnexectomy for benign pathology at vaginal hysterectomy without laparoscopic assistance. Br J Obstet Gynecol. 2002;109:1401–5.

[6] Sheth SS, Malpani AN. Vaginal hysterectomy following previous caesarean section. Int J Gynecol Obstet. 1995;50: 165–9.

[7] Sheth SS. The place of oophorectomy at vaginal hysterectomy. Br J Obstet Gynecol. 1991;98:662–6.

[8] Sheth SS. The place of oophorectomy at vaginal hysterectomy. Obstet Gynecol Surv. 1992;47:332–3.

[9] Kwon JS, Tinker A, Pansegrau G, et al. Prophylactic salpingectomy and delayed oophorectomy as an alternative for BRCA mutation carriers. Obstet Gynecol. 2013;121:14–24.

[10] Sheth SS. Vaginal hysterectomy as primary route for morbidly obese women. Acta Obstet Gynecol. 2010;89:971–4.

[11] Sheth SS. Management of ovarian dermoid without laparoscopy or laparotomy. Eur J Obstet Gynecol Reprod Biol. 2001;99:106–8.

[12] Pardi G, Carminati R, Ferrari MM, et al. Laparoscopically assisted vaginal removal of ovarian dermoid cysts. Obstet Gynecol. 1995; 85:129–32.

[13] Chapron C, Dubuisson JB. Laparoscopic treatment of ovarian dermoid cyst. Am J obstet Gynecol. 1996;175:234–5.

[14] Yoong W, Pillai R. Posterior colpotomy——a retrieval route for solid ovarian tumours. BJOG. 2009;116:465–6.

[15] Teng FY, Muzsnai D, Perez R, et al. A comparative study of laparoscopy and colpotomy for the removal of ovarian dermoid cysts. Obstet Gynecol. 1996;87:1009–13.

[16] Sheth SS. Vaginal dimple—a sign of ovarian endometriosis. J Obstet Gynecol. 1991;11;292.

[17] Sheth SS. A surgical window to access the obliterated posterior cul–de–sac at vaginal hysterectomy. Int J Gynecol Obstet. 2009;107: 244–7.

[18] Sheth SS. Newer perspectives. In: Sheth SS (Ed). Vaginal Hysterectomy, 2nd edition. New Delhi, India: Jaypee Brothers Medical Publishers (P) Ltd; 2014. pp. 225–34.

[19] Zanagnolo V, Magrina JF. Vaginal hysterectomy for carcinoma of the endometrium. In: Sheth SS (Ed). Vaginal Hysterectomy, 2nd edition. New Delhi, India: Jaypee Brothers Medical Publishers (P) Ltd; 2014. pp. 216–24.

[20] Gultekin E, Gultekin OE, Cingillioglu B, et al. The value of frozen section evaluation in the management of borderline ovarian tumors. J Cancer Res Ther. 2011;7:416–20.

[21] Sheth SS. Broad ligament myomectomy at vaginal hysterectomy without laparoscopic assistance. J Gynecol Surg. 2007;23:133–41.

[22] Macleod D, Howkins J (Eds). Hysterectomy for cervical and broad–ligament myoma. In: Bonney's Gynaecological Surgery, 7th edition. London, UK: William Clowes and Sons Ltd; 1964. pp. 253–76.

[23] Sheth SS. Observations from a FIGO Past President on vaginal hysterectomy and related surgery by the vaginal route. Int J Gynecol Obstet. 2016;135:1–4.

[24] Sheth SS, Srinivasan R, Darda P. Twisted ovarian cyst treated via the vaginal route. Int J Gynecol Obstet. 2011;113:245–6.

第5章 未生育患者阴式子宫切除术
Nullipara And Vaginal Hysterectomy

"无知并不可耻，可耻的是不愿学习。"

—— Benjamin Franklin

典型病例

病例 39: 阴式子宫切除术用于处女膜完整的未生育患者

【姓名】 X 小姐

【年龄】 22 岁。

【生育史】 0 次。

父母抱怨无法为 22 岁智障的女儿照顾月经并保持经期卫生。患者月经周期正常且规律，如果可能的话，他们希望切除她的子宫[1-4]。

患者智力低下，智商 24，心智 3 岁。尽管为她行检查不容易，但最终全身检查结果正常。

未行内诊检查，盆腔超声检查结果正常，考虑盆腔正常。子宫体积 35cm³。想要做子宫切除术评估阴道情况是重要的，子宫大小结合盆腔检查结果正常，支持经阴式子宫切除术。

【诊断】 智力障碍。

【手术】 经阴道子宫切除术。

【高危因素】 处女膜完整（图 5-1）。

患者的第 1 次盆腔检查是在麻醉下进行的，2～3 次插入一个小窥器旋转 360° 破坏处女膜完整。增加了阴道的宽度和松弛度，然后在麻醉下进行盆腔检查确认盆腔正常，无阴式子宫切除术的禁忌证。子宫切除术的术野虽小但足够进行手术操作。随后小心翼翼、逐步地进行子宫切除术，格外小心又轻柔地使用小 Sim 窥镜来替代可自行固定的 Auward 窥器，以及小的阴道壁和膀胱拉钩，有经验的助手进行适当的保护。因术野有限，作者用了一种将手术变简单的无钳夹缝合技术，这是他经常练习的技术[5-6]（图 5-2）。因此子宫切除术顺利完成，双侧输卵管和卵巢正常。正如预期的一样，剖视子宫体未见异常。检查止血并缝合阴道，失血量小于 50ml，未输血。术后患者被安置在一张限制她的活动的特殊床上。手术当晚进流食，后来要求她下床活动。由于腹部皮肤完好无损，父母非常高兴并愿意合作。按照她父母的要求住院 3 天，术后很快就康复了。

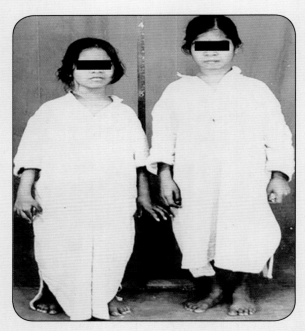

▲ 图 5-1　两位心理年龄分别为 2 岁和 4 岁的年轻女性，处女膜完整[7]

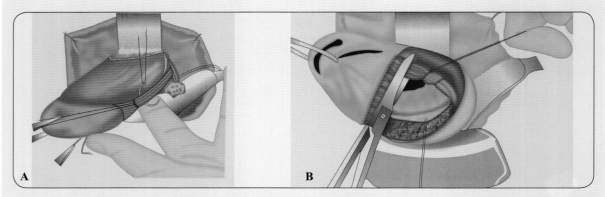

▲ 图 5-2　缝合技术（无钳夹法），指示手指勾住子宫骶韧带，带缝合材料的针在组织周围缝合固定[6]

【组织病理学检查】 子宫重 35g，分泌期子宫内膜，病理无异常。

到目前为止，作者已经做了超过 125 例阴式子宫切除术，而对于 2 例处女膜完好无损的弱智或残疾患者没有 1 例失败的。当术中需要更多的操作空间时，应毫不犹豫地给予会阴切开术或小 Schuchardt 切口来扩大术野。作者在最初 20 个病例中有 8 个病例应用过，之后就不再需要扩大术野了 [5-7]。

【手术心得】 以往经验。

【总结】

• 处女膜完整和未生育不是阴式子宫切除术的禁忌。

• 它提供了丰富的经验，并作为一种士气助推器，从头脑中消除"无效"作为一种威慑的事实。

作者在印度卡纳塔克邦希莫加的阴式子宫切除术的研讨会上，在一名类似的患者身上演示了上述手术，得到了非常好的反响。

父母，尤其是母亲，在女儿的经期感到非常烦恼和过分紧张。这位母亲与她的女儿如影随形，以确保她的女儿不会受到外人的身体攻击和骚扰。为了避免她意外怀孕，要求进行腹腔镜输卵管结扎术，但这并不能解决经期卫生问题。目前对于智障或残疾女性绝育的话题有争议，一些国家支持子宫切除术，因为子宫切除术可以根除经期卫生保健和提高生活质量。精神病学中，智商在 25 或以下的人被称为白痴（idiot），智商在 26～50 的人被称为低能（imbecile）。

未孕特别是处女膜完好的患者，大多数妇科医生往往会进行腹腔镜下全子宫切除术（total laparoscopic hysterectomy，TLH）或经腹子宫切除术。然而对于没有盆腔病变和既往产科手术史的正常大小的子宫，阴道途径是一个更理想的选择。对于高度不安、不合作的患者，它可以减少术后患者对腹部切口造成的伤害并节省切口敷料。

说服其父母采用经阴道途径是非常容易的，因为他们想得到阴式手术的那些优势：减少对孩子的术后护理和焦虑，缩短住院时间，快速康复，无腹壁切口，无切口护理 [8-9]。对于众多患有精神障碍的女性来说，创伤性最小的阴式子宫切除术无论在印度和中国及对阴式子宫切除术感兴趣的妇科医生来说都是一个福音。这也为未孕患者的阴式子宫切除术起到了很大的推动力。

病例 40：阴式子宫切除术与子宫减瘤术

【姓名】X 女士。

【年龄】46 岁。

【生育史】0 次。

无肥胖，无高血压病史或糖尿病病史。

子宫孕 18～20 周大小，伴较大肌瘤结节，宫颈条件良好利于实施阴式子宫切除术，穹窿界限清晰。

【超声检查】子宫容积 688cm^3，子宫大小 14cm × 10.7cm × 8.5cm[10]。多发性肌瘤，较大者位于子宫后壁，双侧附件正常。作为"试验性阴式子宫切除术"病例[11]。

【诊断】多发子宫肌瘤。

【手术】阴式子宫切除术。

【高危因素】未生育的大子宫。

阴式子宫切除术照常进行，固定好子宫后将子宫颈一分为二，将患有子宫腺肌症的子宫体进行分切术[7, 9, 10, 12-15]，将大肌瘤进行粉碎成多块分次取除，并完成子宫切除，保留双侧正常附件。检查止血并闭合阴道，无须输血。住院 2 天后快速康复。

【组织病理学检查】子宫重 840g，多发性肌瘤伴严重的子宫腺肌病。

【手术心得】破坏正常宫颈及缩小瘤体的经验。

【总结】

• 未生育的大子宫。

• 成功促使进步。

病例 41：阴式子宫切除术 + 子宫减瘤术 + 右侧卵巢子宫内膜异位囊肿剥除术（子宫肌瘤剔除术史）

【姓名】X 女士。

【年龄】38 岁。

【生育史】0 次。

【诊断】子宫肌瘤。

【主诉】痛经伴下腹疼痛。

子宫如孕 16 周大小，表面无结节。宫颈健康，有下降感，适合阴式子宫切除术，穹窿界限清晰，盆腔右侧有一个囊实混合性包块（子宫内膜异位囊肿？）。

【超声检查】子宫大小 8.4cm×9.8cm×9.2cm，体积 409cm³。右侧卵巢囊肿大小 4cm×3cm，子宫内膜异位症。其余盆腔组织未见异常。CA125 为 266U/ml。

【诊断】子宫腺肌症伴右侧卵巢子宫内膜异位囊肿。

【手术】VH+ 双侧输卵管切除 + 右侧卵巢膀胱切除。

【高危因素】未生育合并子宫内膜异位囊肿。

固定好子宫并将宫颈一分为二，切除子宫腺肌瘤过程中巧克力样物质从子宫浆膜层渗出。子宫肌壁合并腺肌症完全通过减瘤术缩小取出，无明显瘤核[12-14]。当然，分切比剔除肌瘤要困难得多。由于患者既往有子宫肌瘤剔除史，小肠和大网膜粘连于子宫底部，小心分离粘连，完全游离子宫、输卵管、卵巢。子宫合并腺肌症，而不是肌瘤[15-17]。

剥除右侧卵巢子宫内膜异位囊肿，保留正常的卵巢组织。

双侧输卵管积血（超声漏诊），需行双侧输卵管切除术。因此，我们进行了阴式子宫切除术 + 右侧卵巢子宫内膜异位囊肿剥除术 + 双侧输卵管切除术[17-19]，保留正常的左侧卵巢。满足了患者希望保留正常卵巢的意愿。检查止血后，缝合阴道。住院 3 天，术后 4 周后患者顺利恢复，CA125 正常[20]。

【组织病理学检查】子宫重 470g，子宫腺肌症和子宫内膜异位病灶，右侧卵巢子宫内膜异位囊肿。左侧输卵管为子宫内膜异位症，右侧输卵管未见明显病理改变，均未见恶性肿瘤。

【手术心得】未生育患者行阴式子宫切除术及输卵管切除及卵巢囊肿切除术的体会。

【总结】
- 大子宫、未生育及子宫内膜异位囊肿的处理。
- CA125 升高是与子宫腺肌症及卵巢子宫内膜异位囊肿相关。

病例 42：阴式子宫切除术 + 双侧输卵管卵巢切除术用于双侧输卵管重度积水患者

【姓名】X 女士。

【年龄】58 岁。

【生育史】0 次。

【主诉】绝经后阴道出血 2 个月伴腹痛。

【末次月经】8 年前。

轻度肥胖（BMI 为 31），既往无高血压及糖尿病病史，子宫大小正常，活动受限，宫颈正常，宫颈生理性下降利于行阴式子宫切除术，两侧附件区囊性肿物，触痛，活动度良好。

【超声检查】子宫大小正常，子宫容积 38cm³，子宫内膜厚度 3mm，双侧输卵管积水（右侧 4.6cm×3cm，左侧 8cm×3cm）。双侧卵巢未见异常。

【诊断】双侧输卵管积水。

【手术】阴式子宫切除术伴双侧附件切除术。

【高危因素】未孕女性。

【麻醉后检查】确定了经"阴道路径"行阴式子宫切除术的可行性。固定子宫，正常大小的子宫很容易被分成两部分，每一部分都有保留卵巢固有韧带和圆韧带的完整，包括双侧输卵管。

双侧输卵管均和同侧卵巢有轻微粘连，但与周围其他组织无粘连，分离粘连后恢复输卵管及卵巢位置。

利用头高位、重力作用及耻骨联合上增加腹压，有助输卵管积水排出。用无菌塑料薄膜将手术野进行无菌隔离。左侧大的输卵管积水经抽吸后缩小，牵拉子宫的左半部分显露左侧漏斗骨盆韧带易于行左侧附件切除术。这为完成对侧附件切除术提供了足够的术野，同法处理右侧附件，从而完成了全子宫及双侧附件切除术。剖视子宫内膜正常，切除的两侧输卵管均有积水。在这两种情况下，圆韧带尽可能靠宫体近侧切断，这样利于子宫的牵引。不需输血。住院 2 天且快速康复。

【组织病理学检查】双侧输卵管积水（4cm、8cm），未见恶变。宫体、宫颈及双卵巢正常。子宫重 46g，未见恶变。

【手术心得】未生育患者阴式全子宫及双侧附件切除术体会。

【总结】

• 未生育不是阴式子宫切除术的禁忌证。

• 子宫切除术接近完成时，有足够的术野处理附件病变。

病例 43：阴式子宫切除术 + 阴道切除术 + 双侧输卵管卵巢切除术用于肥胖、糖尿病的子宫内膜癌患者

【姓名】X 女士。

【年龄】54 岁。

【生育史】0 次。

【末次分娩】2 年前。

【主诉】绝经后复发性阴道出血。

患者肥胖（BMI 为 35），既往糖尿病病史，无高血压。子宫孕 6 周大小，子宫颈正常伴生理下降，可尝试阴式子宫切除术，穹窿清晰。她需用"上屈"体位减少重度肥胖对妇科检查产生的影响（图 5-3）[21]。

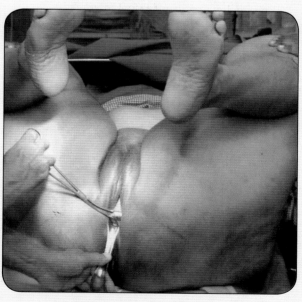

▲ 图 5-3　"上屈"体位，患者双手将两脚分开，这样才可以清楚地看到外阴和阴道区域 [21]

【超声检查】子宫体积 110cm^3，子宫内膜厚 10mm，盆腔未见异常。

经宫腔镜下诊刮术诊断高分化子宫内膜样腺癌，建议患者进行下一步治疗方案。

通常建议开腹手术或腹腔镜手术。因希望减少子宫肌层的侵犯，糖尿病和肥胖等并发症容易引起术后并发症，大家倾向于做阴式子宫切除术[6, 19, 22]，并详细讨论了手术方法、利弊关系，以及根据冰冻结果是否转开腹手术。

【诊断】高分化子宫内膜癌。

【手术】经阴道子宫切除术 + 阴道切除术 + 双侧附件切除术。

【高危因素】子宫肌层浸润大于 1/2 或更多。

行阴式子宫切除术和 3cm 阴道切除术 + 单侧输卵管卵巢切除术，送冰冻检查。取直肠子宫陷凹积液做细胞学检查。进一步的治疗取决于冰冻检查侵犯肌层的深度。同时完成对侧附件切除术（年龄 54 岁）。冰冻病理检查结果：子宫肌壁厚 15mm，肌层侵犯 2mm，侵犯远小于 50%，无须盆腔淋巴结清扫术。阴式手术可以减少肥胖、糖尿病女性患者开腹手术或腹腔镜手术的腹部 4～5 个穿刺口，减少更多的并发症[8, 23-27]。检查止血后，缝合阴道。

无须输血，术后住院天数 2 天，术后恢复顺利。放射科医生认为她不需要行术后放化疗。

【组织病理学检查】子宫重 136g，子宫内膜病理同前。子宫肌层厚度 15mm，子宫壁的侵犯仅 3mm。双侧输卵管、卵巢和部分阴道壁均正常。

【手术心得】腹部手术的高危因素。

【总结】
● 尝试阴道入路并依靠冰冻病理检查报告非常重要。

病例 44：阴式子宫切除术 + 双侧输卵管卵巢切除术用于左侧卵巢囊肿蒂扭转患者

见第 3 章病例 38。

参 考 文 献

[1] Van Der Merwe JV, Roux JP. Sterilisation of mentally retarded person. Obstet Gynecol Surv. 1987;42:489–93.

[2] Passer A, Rauh J, Chamberlain A, et al. Issues in fertility control for mentally retarded female adolescents: II. Parental attitudes toward sterilization. Pediatrics. 1984;73(4):451–4.

[3] Kaunitz AM, Thompson RJ, Kaunitz KK. Mental retardation: a controversial indication for hysterectomy. Obstet Gynecol. 1986;68(3):436–8.

[4] Wheeless CR. Abdominal hysterectomy for surgical sterilization in the mentally retarded: a review of parental opinion. Am J Obstet Gynecol. 1975;122(7):872–5.

[5] Sheth SS, Malpani AN. Vaginal hysterectomy for the management of menstruation in mentally retarded women. Int J Gynecol Obstet. 1991;35:319–21.

[6] Sheth SS. Vaginal hysterectomy. Best Pract Res Clin Obstet Gynaecol. 2005;19(3):307–32.

[7] Sheth SS. The nulliparous patient. In: Sheth SS (Ed). Vaginal Hysterectomy, 2nd edition. New Delhi, India: Jaypee Brothers Medical Publishers (P) Ltd; 2014. pp. 63–71.

[8] Nieboer TE, Johnson N, Lethaby A, et al. Surgical approach to hysterectomy for benign gynecological disease. Cochrane Database Syst Rev. 2009;(3):CD003677.

[9] Agostini A, Bretelle F, Cravello L, et al. Vaginal hysterectomy in nulliparous women without prolapse: a prospective comparative study. BJOG. 2003;110:515–8.

[10] Sheth SS, Shah NM. Preoperative sonographic estimation of uterine volume: an aid to determine the route of hysterectomy. J Gynecol Surg. 2002;18:13–22.

[11] Sheth SS. Vaginal hysterectomy. In: Studd J

(Ed). Progress in Obstetrics and Gynaecology, 10th edition. London, UK: Churchill Livingstone; 1993. pp. 317–40.

[12] Tohic AL, Dhainaut C, Yazbeck C, et al. Hysterectomy for benign uterine pathology among women without previous vaginal delivery. Obstet Gynecol. 2008;111:829–37.

[13] Kovac RS. Intramyometrial coring as an adjunct to vaginal hysterectomy. Obstet Gynecol. 1986;67:131–6.

[14] Sheth SS. Rathi MR. Uterine fibroids. In: Sheth SS (Ed). Vaginal Hysterectomy, 2nd edition. New Delhi, India: Jaypee Brothers Medical Publishers (P) Ltd; 2014. pp. 72–89.

[15] Benedetti–Panici P, Maneschi F, Cutillo G, et al. Surgery by minilaparotomy in benign gynecologic disease. Obstet Gynecol. 1996; 87(3):456–9.

[16] Sheth SS. Concomitant salpingo–oophorectomy at vaginal hysterectomy. In: Sheth SS (Ed). Vaginal Hysterectomy, 2nd edition. New Delhi, India: Jaypee Brothers Medical Publishers (P) Ltd; 2014. pp. 137–49.

[17] Sheth SS. Adnexectomy for benign pathology at vaginal hysterectomy without laparoscopic assistance. Br. J Obstet Gynecol. 2002;109: 1401–5.

[18] Sheth SS. Adnexal pathology at vaginal hysterectomy. In: Sheth SS (Ed). Vaginal Hysterectomy, 2nd edition. New Delhi, India: Jaypee Brothers Medical Publishers (P) Ltd; 2014. pp. 150–62.

[19] Sheth SS, Paghdiwalla KP, Hajari AR. Vaginal route: a gynaecological route for much more than hysterectomy. Best Pract Res Clin Obstet Gynaecol. 2011;25(2):115–32.

[20] Sheth SS, Ray SS. Severe adenomyosis and

CA125. J Obstet Gynecol. 2014;34:79–81.

[21] Sheth SS. Superflexion position for difficult speculum examination. Int J Gynaecol Obstet. 2013;121:92–3.

[22] Sheth SS. Vaginal hysterectomy as primary route for morbidly obese women. Acta Obstet Gynecol. 2010;89:971–4.

[23] Massi G, SaVino L, Susni T, et al. Vaginal hysterectomy vs abdominal hysterectomy for the treatment or stage 1 endometrial adenocarcinoma. Am J Obstet Gynecol. 1996;174: 1320–26.

[24] ASTEC Study group Efficacy of systematic pelvic lymphadenectomy in endometrial cancer (MRC ASTEC trial): a randomized study. Lancet. 2009;373:125–36.

[25] Jones HW. New developments in the surgical management of early endometrial cancer. Obstet Gynecol. 2009;114:2–3.

[26] Zanagnolo V, Magrina JF. Carcinoma of the endometrium treated only by vaginal route. Best Pract Res Clin Obstet Gynaecol. 2011;25:239–45.

[27] Zanagnolo V, Magrina JF. Vaginal hysterectomy for carcinoma of the endometrium. In: Sheth SS (Ed). Vaginal Hysterectomy, 2nd edition. New Delhi, India: Jaypee Brothers Medical Publishers (P) Ltd; 2014. pp. 216–24.

第6章　阴式子宫切除治疗子宫内膜癌
Vaginal Hysterectomy For Endometrial Cancer

"在悬崖顶上围上一道坚固的栅栏，要比在山谷里停辆救护车好。"

—— Richard Nichols

一、概述

（一）绝经后异常子宫出血与子宫内膜组织病理

● 绝经后子宫内膜增厚异常子宫出血（endometrial thickness，ET）→阴道子宫切除术伴或不伴双侧附件切除术→冰冻组织病理学检查→伴或不伴不典型单纯性或复杂性增生，无恶变。

● 绝经后异常子宫出血→阴式子宫切除术伴或不伴附件切除术→冰冻组织病理学检查→子宫内膜息肉，无恶变。

● 绝经后异常子宫出血→阴式子宫切除伴或不伴附件切除术→冰冻组织病理学检查→癌→肌层浸润深度（myometrial invasion，MI）≤ 50%。

● 绝经后异常子宫出血伴冰冻病理检查异常→宫腔镜诊断性刮宫术→子宫内膜癌→阴式子宫切除术＋双侧附件切除术伴盆腔淋巴结清扫术，仅限肌层浸润深度≥ 1/2。

● 绝经后子宫内膜增厚伴异常子宫出血→阴道子宫切除术伴或不伴双侧附件切除术→冰冻病理学检查→伴或不伴不典型单纯性或复杂性增生，无恶变。

● 肥胖的围绝经期女性异常子宫出血伴高血压和（或）糖尿病、子宫内膜厚度异常→阴式子宫切除术伴或不伴双附件切除术→进一步操作将取决于冰冻病理学检查结果。

绝经后异常子宫出血患者不需行子宫切除术，但子宫内膜厚度异常者，应行宫腔镜检查及子宫内膜病理检查，以决定下一步治疗。

然而如果需要的话，那些有子宫内膜异常的患者，即使需要子宫切除术，也可不进行宫腔镜检查和刮宫的情况下，即行带阴道部分的阴式子宫及双附件切除术。患者可避免宫腔镜下诊断术或诊刮术，并将切除的子宫进行冰冻病理检查，不仅可排除有无恶变，如果为恶性还可提示肌层浸润的深度。大多数高分化或中分化，肌层浸润深度小于 1/2 的子宫内膜癌、腺癌或子宫内膜样癌患者，不需行淋巴结切除术，阴式子宫切除术同时需切除双附件外，大部分不需中转开腹或腹腔镜手术。除有可靠的病理学专家之外，还需要详细告知以及充分知情同意。肌层浸润深度 1/2 或 1/2 以上（50% 或更多）[1] 或低分化或浆液性细胞癌或透明细胞癌或肉瘤的患者转腹部手术行淋巴结切除术 [2-5]。其他类型患者都不需淋巴结切除术，因此很大一部分的女性免于腹部手术及宫腔镜和诊断性刮宫术的创伤。

治疗早期子宫内膜癌通常需行子宫切除术及部分阴道切除术。严格筛查需要切除盆腔淋巴结的病例，一些病例可能不需腹腔镜手术。对于子宫内膜癌，子宫切除术应该选择腹部手术还是选择较少应用的阴道途径？外科医生，包括大多数"妇科"外科医生，想到阴道途径治疗子宫内膜癌是非常不可能的。但有趣的是强调微创的治疗子宫内膜癌的大型手术示范均为经腹和腹腔镜子宫切除术，甚至没提到经阴道入路。这是知识匮乏还是医生冷漠？重要的是要注意到对女性最大利益的阴道入路——妇科途径。

Massi、Inguilla、Krige、Quinlan 和 Magrina [5-12] 赞成阴道入路。

（二）阴式子宫切除术中的附件切除

术前总是要讨论很长时间关于是否保留卵巢的问题，在需要进行冰冻病理检查的研究病例中更是如此。告知和知情同意至关重要，如果冰冻病理为恶性肿瘤，需行附件切除术。然而某些特殊情况下并非必须切除卵巢，在没有恶性肿瘤的情况下，就像对待同龄女性处理卵巢原则一样保护或切除它。

作者更喜欢在远端断扎圆韧带后连同子宫一起行一侧附件切除术。关于选择哪侧，作者更倾向切除子宫和病理侧附件，此后尽可能远端切断圆韧带进行对侧附件切除术同样至关重要。

对子宫进行冰冻病理学检查的同时，操作者可以完成对侧正常附件切除术，从而完成手术，一侧附件离断先于子宫，另一侧附件与子宫同时切除，对侧附件切除术充分利用了等待冰冻病理学检查的时间。

（三）淋巴结切除术

即使确诊为子宫内膜癌，大部分子宫内膜癌病例也不需盆腔淋巴结切除术，因此无须经腹手术[13-18]。

英国对 1400 多名女性进行一项试验显示，淋巴结切除术对子宫内膜疾病的生存率没有差异。意大利一项 514 例患者的试验报道与英国的试验报道相同。早期子宫内膜癌女性的淋巴切除术既不能提高生存率，也不能减少复发率[2, 3]。研究对象为 1336 家医院的 151 089 名女性，65% 行淋巴结清扫术，34% 未行淋巴结切除术。淋巴结切除术对子宫内膜癌女性的生存率影响不大[6]。

通常选择经腹途径，因为以下原因。

• 如果是癌症病例，即使现在 60%～70% 的良性子宫疾病的子宫切除术也是经腹而不是经阴道或腹腔镜去进行的，这是不可取的，也是错误的。

• 对一些人来说，恶性意味着淋巴结清扫术。

• 恶性肿瘤意味着必须切除双侧附件。

• 癌症病例多数是由外科医生进行的，对于外科医生而言，几乎不考虑经阴道途径。实际上即使是对于 CIN Ⅲ，大多数"妇外科"医生也不会选择阴式子宫切除术。

• 没有腹腔镜和（或）腹腔镜外科医生。

• 许多中心可能无冰冻病理检查技术。

• 妇科医生虽然经常做阴式子宫切除术，但对冰冻异常的需淋巴切除术却毫无准备。

但如果妇科医生在接受阴式子宫切除伴双附件切除术的同时也有能力在腹部进行必要的淋巴结切除术时，情况就会发生变化，并迅速改变状况，这对患者有利。

术者的症结涉及以下内容。

• 含双附件的阴式子宫切除术体会。

• 可靠的冷冻病理学检查报告（如为癌变、肌层浸润深度）。

• 必要时需转经腹或腹腔镜手术。

阴道途径优势如下。

• 损伤最小，患者利益最大化。

• 如果冰冻病理学检查显示肌层浸润深度≤ 50%，则不需要行盆腔淋巴结清扫术。除低分化、透明细胞癌、浆液细胞癌、肉瘤外，无须中转开腹或腹腔镜手术。

• 以下一种或几种情况需行子宫切除术：绝经后阴道流血、反复阴道流血伴有子宫内膜异常、子宫内膜恶性肿瘤、经宫腔镜诊断性刮宫后显示子宫内膜复杂性增生，阴式子宫切除这对许多人来说是一扇新大门，甚至是一扇从未开启的门。

• 在大多数病例中，肌层浸润 ≤ 50% 的恶性肿瘤不需行双附件的切除术。

经腹时，开腹或腹腔镜手术存在以下情况：

• 淋巴结清扫术是避免不了的。

• 不可完成的经阴道双附件切除术。

• 阴式子宫切除术失败。

• 严重的并发症。

当然"癌症"这个词已经有理由经腹了。可以肯定的是，肿瘤妇科医生不太可能采取经阴道途径进行子宫切除术，也不可能考虑阴式切除子宫后根据冰冻病理学检查结果，在从脐下选大切口或几个小切口转开腹或腹腔镜手术。一方面我们在寻找微创手术，另一方面即使考虑可能为恶性肿瘤，但 60% 以上都可能为良性的情况时，仍以恶性肿瘤为借口选择经腹部途径行子宫切除术。对于一些人来说，他们的字典里没有"最大限度显露的微创切口"这个词。

（四）腹腔镜手术

对于子宫内膜癌患者，腹腔镜外科医生要么对阴式手术方式漠不关心，要么选择性忽视通过自然途径且损伤小的阴式手术方式。

对妇科医生和外科医生来说，重要的问题是，需要对有高血压 / 糖尿病、肥胖和（或）高危病史的母亲或姐姐的非典型或复杂的子宫内膜增生患者、分化好的早期子宫内膜腺癌患者、子宫内膜样腺癌侵犯子宫肌层深度 ≤ 50% 患者经阴式手术吗 [5, 11, 13, 18]？

部分阴道切除术

综上所述，部分阴道切除术对患者有利 [19]，Mariani 等 [15] 对阴道断端的复发率为 3% 存在争议，但是 Creasman[16] 在 TeLinde 的一文中明确提到支持部分阴道切除术，而 Hacker 和 Friedlander[18] 则不支持部分阴道切除术。低生存率与高肿瘤分级及未进行部分阴道切除有关。切除部分阴道除手术范围增大和缩短阴道之外并无坏处。

对于"癌"，上述问题不在考虑范围内。部分阴道切除其实并不难，在直肠子宫陷凹的阴道后壁是可行牵拉，于阴道前壁小心做一个较高的横切口，将阴道壁基底层与膀胱筋膜从远端向近端分离，这个方向是与阴道轴方向垂直的 [13]。

（五）术后何时出院

与治疗围绝经期异常子宫出血且病理为良性的阴式子宫切除术相比较，治疗子宫内膜癌伴双附件的阴式子宫切除术本身不需更多的留观，24h 后即可出院[20-22]。无须用尽早出院来做"秀"体现手术的微创性。但这能体现女性的意愿和外科医生的理念，这将使患者免于不必要的焦虑及给护士和（或）医生打电话。我宁愿患者在 24～36h 自动要求出院而不是以其他形式离院。

当开腹术后或阴式子宫切除术伴阴道前壁修补术的患者由于尿管留置而不想出院或行压力性尿失禁修补术时，住院时间会稍长一些，但她们只是因为留置尿管而住院。

Stovall 等[20]提倡非手术室手术，平均住院时间为 9.4h。然而，每个提前出院或在 24h 内出院的女性都会有社会工作者 / 护士探视几天。作者从文献中了解到，应在女性出院后 1～3 天或更长时间内打电话给她们，进行一般状态、疼痛情况、阴道有无出血、大便是否通畅等情况的常规询问。这给手术女性心理极大的满足，解决了她们的问题，会让她们觉得医生深深地关心她们。电话询问可以由妇科医生或经验丰富的工作人员完成，我强烈推荐这种做法，因为它加强了多年来医患之间的联系，对于子宫内膜癌除了阴道部分切除术及双侧附件切除术，其余与阴式子宫切除术没有什么不同。

参 考 文 献

[1] Pecorelli S. Revised FIGO staging for carcinoma of the vulva, cervix, and endometrium. Int J Gynaecol Obstet. 2009;105(2):103–4.

[2] ASTEC study group, Kitchener H, Swart AM, et al. Efficacy of systematic pelvic lymphadenectomy in endometrial cancer (MRC ASTEC trial): a randomised study. Lancet. 2009;373(9658):125–36.

[3] Benedetti Panici P, Basile S, Maneschi F, et al. Systematic pelvic lymphadenectomy vs. no lymphadenectomy in early– stage endometrial carcinoma: randomized clinical trial. J Natl Cancer Inst. 2008;100(23):1707–16.

[4] Jones HW 3rd. New developments in the surgical management of early endometrial cancer. Obstet Gynecol. 2009;114(1):2–3.

[5] Zanagnolo V, Magrina JF. Vaginal hysterectomy for carcinoma of the endometrium. In: Sheth SS (Ed). Vaginal Hysterectomy, 2nd edition. New Delhi, India: Jaypee Brothers Medical Publishers (P) Ltd; 2014. pp. 216–24.

[6] Wright JD, Huang Y, Burke WM, et al. Influence of lymphad enectomy on survival for early–stage endometrial cancer. Obstet Gynecol. 2016;127(1):109–18.

[7] Massi G, Savino L, Susini T. Vaginal hysterectomy versus abdominal hysterectomy for the treatment of stage I endometrial adenocarcinoma. Am J Obstet

Gynecol. 1996;174(4):1320–6.

[8] Ingiulla W, Cosmi EV. Vaginal hysterectomy for the treatment of cancer of the corpus uteri. Am J Obstet Gynecol. 1968; 100(4):541–3.

[9] Krige CF. Vaginal Hysterectomy and Genital Prolapse Repair. A Contribution to the Vaginal Approach to Operative Gynecology. Johannesburg, USA: Witwatersrand University Press; 1965.p. 143.

[10] Quinlan DK. Indications and contraindications. In: Sheth SS, Studd JW (Eds). Vaginal Hysterectomy, 2nd edition. London, UK: Martin Dunitz Ltd; 2002. pp. 7–14.

[11] Zanagnolo V, Magrina JF. Carcinoma of the endometrium treated only by vaginal route. Best Pract Res Clin Obstet Gynaecol. 2011;25(2):239–45.

[12] Faust G, Davies Q, Symonds P. Changes in the treatment of endometrial cancer. BJOG. 2010;117(9):1043–6.

[13] Sheth SS. Newer perspectives. In: Sheth SS (Ed). Vaginal Hysterectomy, 2nd edition. New Delhi, India: Jaypee Brothers Medical Publishers (P) Ltd; 2014. pp. 225–34.

[14] Sheth SS. Vaginal hysterectomy. Best Pract Res Clin Obstet Gynaecol. 2005;19(3):307–32.

[15] Mariani A, Dowdy SC, Cliby WA, et al. Prospective assessment of lymphatic dissemination in endometrial cancer: a paradigm shift in surgical staging. Gynecol Oncol. 2008; 109(1):11–8.

[16] Creasman WT. Malignant tumors of the uterine corpus. In: Rock JA, Jones HW (Eds). TeLinde's Operative Gynecology, 9th edition. Philadelphia, PA, USA: Lippincott Williams & Wilkins; 2003. pp. 1445–86.

[17] Morrow CP. Management of uterine neoplasia. In: Morrow CP, Curtin JP (Eds). Gynecologic Cancer Surgery, 1st edition. London, UK: Churchill Livingstone; 1996. pp. 569–625.

[18] Hacker NF, Friedlander M. Uterine cancer. In: Berek JS, Hacker NF (Eds). Gynecology Oncology, 5th edition. Philadelphia, PA, USA: Lippincott Williams & Wilkins; 2010. pp. 396–442.

[19] Arndt–Miercke H, Martin A, Briese V, et al. Transection of vaginal cuff is an independent prognostic factor in stage I endometrial cancer. Eur J Surg Oncol. 2008;34(2):241–6.

[20] Stovall TG, Summitt RL Jr, Bran DF, et al. Outpatient vaginal hysterectomy: a pilot study. Obstet Gynecol. 1992;80 (1):145–9.

[21] Engh ME, Hauso W. Vaginal hysterectomy, an outpatient procedure. Acta Obstet Gynecol Scand. 2012;91(11): 1293–9.

[22] Paghdiwalla KP. Is vaginal hysterectomy a day care procedure? In: Sheth SS (Ed). Vaginal Hysterectomy, 2nd edition. New Delhi, India: Jaypee Brothers Medical Publishers (P) Ltd; 2014. pp. 207–9.

二、典型病例

病例 45：阴式子宫切除术 + 阴道切除术 + 双侧输卵管卵巢切除术用于绝经后出血伴子宫内膜复杂性增生伴不典型性患者

【姓名】X 女士。

【年龄】75 岁。

【生育史】足月经阴道分娩 2 次。

【末次分娩】45 年前。

【主诉】绝经后阴道出血。

【末次月经】28 年前。

1 个月前宫腔镜下诊断行刮宫病理提示子宫内膜复杂性增生伴非典型性，无恶性肿瘤。患者无肥胖，无高血压伴糖尿病。

【盆腔检查】子宫大小正常，宫颈健康、生理下降，后穹窿清晰。

【腹部超声】子宫直径体 4.9cm×4.1cm×3cm，内膜厚 4.2mm，子宫体积 33cm³。

【诊断】子宫内膜复杂性增生伴非典型性。

【手术】阴式子宫切除术 + 阴道切除术 + 双侧输卵管卵巢切除术和子宫冷冻病理检查。

【高危因素】如果为子宫内膜"癌"，如果子宫肌层浸润深度 1/2 或更多。

【手术】阴式子宫切除起始于切除 3cm 长的阴道（图 6–1），横向切除子宫一侧的所有连接韧带，保留对侧输卵管、卵巢固有韧带和圆韧带的完整，然后牵拉游离侧的子宫，有助于横向离断对侧连接韧带。子宫切除术后立即将子宫、单侧输卵管、卵巢送冰冻病理以排除子宫恶性肿瘤，剖探的子宫肉眼观察内膜未发现异常。无增生或息肉。随后进行对侧输卵管、卵巢切除术（年龄 78 岁）（图 6–2）。

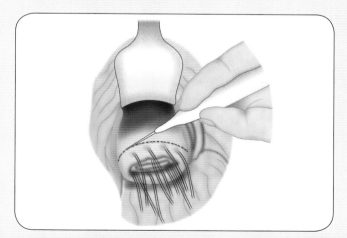

▲ 图 6–1　切口沿着阴道的整个周缘向前继续，注意不要损伤膀胱

引自 Rock JA, Thompson JD (Eds). TeLinde's Operative Gynecology, 8th edition. Philadelphia, PA, USA: Lippincott–Raven Publishers; 1997. pp. 1413-99.

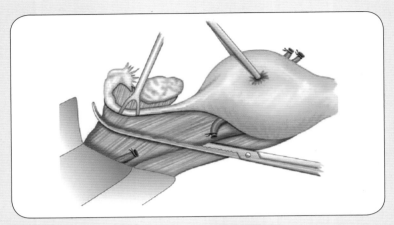

▲ 图 6-2　一种特殊设计钳夹骨盆漏斗韧带切除输卵管卵巢

改编自 Sheth SS，Malpani AN.Technique of vaginal oophorec-tomy during vaginal hysterectomy. J Gynecol Surg.1994；10：197-202.

【冰冻组织病理学检查】证实复杂增生伴非典型性增生，无恶性肿瘤。

这个结果是有益的，因为它使患者免于有创性开腹手术，换句话说，经阴道手术证据是足够的。

如果病理提示分化良好的恶性肿瘤，不一定意味着切除淋巴结，只要 MI 小于 1/2 或小于 50%[2, 3]，可以避免开腹或使用腹腔镜。

当肿瘤肌层浸润深度 1/2 或更多，Ⅲ级 / 低分化腺癌或浆液性细胞癌或透明细胞癌或肉瘤的患者转腹部手术行淋巴结清扫术。

【手术心得】

● 选择性阴道入路的巨大优势

● 老年（78 岁）和糖尿病患者。

● 既往经验。

● 作为"试验阴道入路"。如果显示恶性肿瘤，需行淋巴结清扫术，可提供开腹或腹腔镜手术的设施及准备。

当恶性肿瘤侵及子宫肌层 1/2 或更少时，高分化或中分化腺癌或子宫内膜样腺癌不需要切除淋巴结。如果是高风险患者和（或）术后高并发症患者，淋巴结切除是禁忌证[2, 3]。

阴道残端关闭前止血检查。不需要输血。患者住院 2 天，术后恢复迅速。

【组织病理学检查】子宫重 45g，内膜增生严重伴不典型，无恶性。宫颈、阴道残端、输卵管和卵巢正常。

【总结】

● 微创手术的优势。

● 冰冻病理设备为切除后的子宫提供便利。

因此，对于患有复杂增生、非典型性增生行阴式子宫 + 双侧输卵管切除的女性，子宫切除后的冰冻病理是足够的。如果患者有意愿，子宫的冰冻病理也会指导是否需要行输卵管卵巢切除术或给予保留卵巢。重要的是预期和必须满足的先决条件，然而，必须保持一个安全余量，因为石蜡病理可能会升级和（或）冰冻结果降级[4]。

【注意】

世界卫生组织将复杂的增生、单纯性增生有无非典型性进行分级，具体如下。

● 单纯增生伴或不伴非典型性。

● 复杂增生伴或不伴非典型性。

Kurman 等[1] 提示出进展为恶性肿瘤的概率如下。

● 单纯增生伴非典型 8%。

● 复杂增生伴非典型 29%。

病例 46：阴式子宫切除术 + 阴道切除术 + 双侧输卵管卵巢切除术用于绝经后出血伴子宫体癌综合征的子宫内膜癌患者

【姓名】X 女士。

【年龄】75 岁。

【生育史】足月经阴道顺产分娩 2 次。

【末次分娩】26 年前。

【末次月经】20 年前。

【主诉】绝经后阴道出血 8 周。

肥胖（BMI 为 38），高血压和糖尿病（子宫体癌综合征）。

临床子宫如孕 10 周大小，子宫下降良好，可尝试阴式子宫切除术。穹窿触诊清晰。

【超声检查】子宫增大，体积 150cm³ 伴黏膜下小肌瘤，子宫内膜厚 30mm。

患者需要行宫腔镜下诊刮术和子宫内膜活检术，并对子宫内膜行病理组织学检测以决定下一步治疗方案。肥胖、高血压和糖尿病为子宫体癌综合征，患者即使子宫内膜病理结果为良性病变，子宫如孕 10 周大小，医生也建议最好切除子宫。患者认为宁愿直接切除子宫也不想要去手术室行 2 次手术，他们关于这个问题讨论了很久，她也得到了好的建议。

因此，决定行阴式子宫切除术并依赖子宫冰冻病理报告。

【诊断】息肉（？）、子宫内膜癌。

【手术】阴式子宫切除术 + 阴道切除术 + 双侧输卵管卵巢切除术。

【高危因素】如果为子宫内膜"癌"，如果子宫肌层浸润深度达 1/2 或更多。

阴式子宫切除术 + 3cm 阴道切除术 [6-8] + 双侧输卵管卵巢切除术。

横向切除子宫一侧的所有连接韧带（既往因异位妊娠行单侧输卵管卵巢切除术），然后牵引游离已离断侧的子宫，有助于横向离断对侧圆韧带、输卵管、卵巢固有韧带 [9]。子宫、输卵管和卵巢送子宫冰冻病理。肉眼观察剖探的子宫未发现增生或息肉，小部分区域可见异常。

切除子宫等待冷冻病理报告指导和（或）指示进一步治疗，报告提示中分化子宫内膜样腺癌伴 MI 在 23mm 中只有 2mm（图 6-3），之后保留一个安全的余量等待最终的石蜡病理。冰冻病理分析应由经验丰富的病理学家和可能影响误诊的预测因素均应考虑进去 [10]。因此，患者不需要淋巴结切除和进一步手术 [5, 6, 11-17]，留取腹腔积液（之前进入直肠子宫陷凹）进行细胞学检查。之后进行止血、阴道残端缝合。不需要输血。住院 2 天后迅速恢复。

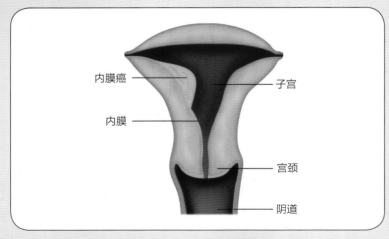

内膜癌
内膜
子宫
宫颈
阴道

▲ 图 6-3 子宫内膜癌

【组织病理学检查】子宫重 168g，平滑肌瘤和严重子宫腺肌病，阴道残端阴性，附件正常：证实子宫内膜样腺癌（23mm 中有 2mm 浸润），中分化、子宫体腺棘皮瘤。放射医生的意见被采纳了记录和保证。放射治疗专家建议术后不需要放疗。

【手术心得】子宫体癌综合征，降低了手术风险和创伤。

【总结】

• 对于肥胖患者来说，该病例免于宫腔镜检查下诊刮术和开腹或腹腔镜手术带来的并发症[18]。

• 阴道子宫切除术将会产生四种结果：①根治的疾病包括子宫；②为切除的子宫行进行冷冻病理以寻找恶性肿瘤，或如果有则可提示浸润深度；③可同时行输卵管卵巢切除术；④随着冰冻病理的良恶性，如浸润深度小于 1/2，一般不需要进一步治疗。为防冰冻病理和石蜡病理存在差异，作者通常有选择性地将浸润深度从 1/2 降到 1/3 来保留一个余量。

子宫内膜癌可能存在以下情况。

• 子宫肌层壁浸润深度 1/2 或更多。

• 低分化。

• 透明细胞或浆细胞癌或癌肉瘤。

以上所有情况都需要行淋巴结切除术，除非医学上有开腹手术或腹腔镜手术禁忌证，由此引起手术的并发症或高风险。

病例 47：阴式子宫切除术 + 阴道切除术 + 双侧输卵管卵巢切除术用于子宫内膜癌患者

【姓名】X 女士。

【年龄】67 岁。

【生育史】足月经阴道顺产分娩 4 次。

【主诉】绝经后阴道出血。

【末次月经】18 年前。

糖尿病、高血压和无肥胖。子宫如孕 6 周大小。宫颈正常伴生理下降可尝试行阴式子宫切除术。后穹窿清晰。超声显示子宫体积 110cm³，内膜厚 22mm。输卵管和卵巢正常。行宫腔镜＋子宫内膜诊刮术后病理提示高分化子宫内膜腺癌。换言之，1例子宫内膜"癌"的治疗[19-25]。

决定行阴式子宫切除术并依赖于子宫冰冻病理的子宫肌层浸润深度。

【诊断】高分化子宫内膜腺癌。

【手术】阴式子宫切除术＋阴道切除术＋双侧输卵管卵巢切除术。

【高危因素】是否需要切除淋巴结。

3cm阴道切除并进行阴式子宫切除。手术中，子宫连同单侧输卵管和卵巢送去行冰冻病理检查。肉眼检查切开的子宫内膜可见小面积溃疡，余未见异常。冰冻病理报告恶性肿瘤伴浅肌层浸润深度小于1/4，21mm中有4mm。换句话说，冰冻病理报告倾向于不切除淋巴结，患者67岁伴高血压和糖尿病，这相当于避免行开腹或腹腔镜5个穿刺口的侵入式创伤。子宫送冰冻病理不久后完成了对侧输卵管卵巢切除术（年龄67岁），因为她希望切除双侧卵巢。

阴道残端关闭前修复膨出的膀胱和直肠，检查止血情况，阴道残端缝合完成。不需要输血，住院2天。因为阴道前壁修补术，她出院时带着一个SR导管共2天，术后恢复迅速。

【组织病理学检查】子宫重136g，除一个区域提示为高分化子宫内膜腺癌外，其余均正常，侵犯子宫肌层21mm中的4mm[5, 19]，输卵管、卵巢和阴道残端均阴性。

阴道入路可以很好地判断有无膀胱和直肠膨出，这点在开腹或腹腔镜手术中很容易被忽视。

【手术心得】"如果"冷冻结果有利，不需要切除淋巴结。

【总结】

● 糖尿病和高血压女性避免了开腹或腹腔镜手术带来的并发症。

病例48：阴式子宫切除术＋阴道切除术＋双侧输卵管卵巢切除术用于绝经后出血伴子宫体癌综合征的子宫内膜癌患者，试验性经阴道途径失败，经腹行淋巴结清扫术

【姓名】X女士。

【年龄】55 岁。

【生育史】足月经阴道顺产分娩 3 次。

【末次分娩】27 年前。

【主诉】绝经后阴道出血。

【末次月经】15 年前。

肥胖（BMI 为 33）、高血压和糖尿病（子宫体癌综合征）（图 6-4）。

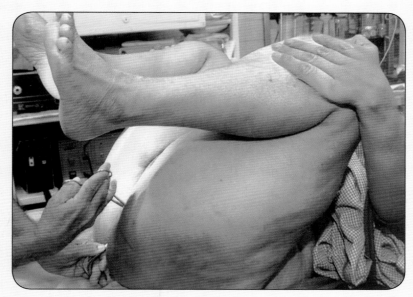

▲ 图 6-4　患者双手保持双脚分开，从而保证可以看到阴道口并行阴道分泌物检查

引自 Sheth SS (Ed). Vaginal Hysterectomy, 2nd edition. New Delhi，India：Jaypee Brothers Medical Publishers（P）Ltd；2014. pp. 225-34.

临床子宫如孕 6 周大小，健康的宫颈伴生理性下降，尝试阴式子宫切除术，后穹窿清晰。

【超声检查】子宫大小为 6cm×5.3cm×4.5cm，子宫体积 75cm³，宫颈息肉 3cm×1.5cm，内膜厚度为 17mm，卵巢正常。

既往未行宫腔镜检查或诊刮术。

【诊断】子宫内膜增生（？）、子宫内膜癌（？）。

【手术】阴式子宫切除术 + 阴道切除术 + 双侧输卵管卵巢切除术→冰冻病理→子宫内膜样癌浸润深度 1.3cm/2.2cm →开腹行淋巴结切除等。

【高危因素】如果为子宫内膜"癌"，伴子宫肌层浸润深度 1/2 或更多。

行阴道切除＋阴式子宫切除＋单侧输卵管卵巢切除术，肉眼检查切除的子宫上部可见明显的肿瘤性生长。剩余子宫和子宫颈伴随输卵管和卵巢正常。子宫及一侧输卵管和卵巢行冰冻病理。患者希望切除卵巢。等待的同时完成对侧输卵管卵巢切除术。冰冻病理报告中分化子宫内膜样癌侵犯子宫内膜，浸润子宫肌层2.2cm中有1.3cm伴宫颈和宫颈间质侵犯[2, 3, 6]。输卵管、卵巢和阴道残端无恶性肿瘤。在阴道闭合前留取腹腔积液和冲洗液做细胞学检查。因为MI浸润深度超过1/2，决定进行淋巴结切除术或更多，如果需要的话。所以用Pfannenstiel切口，行开腹切除双侧盆腔淋巴结[13, 17, 19]。按常规盆腔淋巴结均被清扫。仔细检查腹主动脉分支和下腔静脉，未发现异常淋巴结。肝脏正常。全面检查后，取腹腔积液液做细胞学检查，检查止血，缝合腹部切口。

出血很少，无输血。住院5天。术后无并发症并快速恢复。

【组织病理学检查】子宫重96g，子宫内膜样腺癌，中分化伴子宫肌层浸润肌层壁2.2cm中有1.4cm，宫颈和宫颈间质侵犯。淋巴脉管及淋巴结阴性。输卵管、卵巢和阴道残端正常。

患者被转到放射治疗和化疗科室进一步治疗。

因为经常发生冰冻结果提示不需要切除淋巴结，选择阴道入路行子宫切除＋阴道切除＋双侧输卵管卵巢切除。高血压、糖尿病和肥胖这些并发症的存在更需要避免有创性开腹。显然在行阴式子宫切除时，冰冻结果可以指导下一步治疗方式。毫无疑问，人们可能会坚持MRI的结果来做决定。MRI显示子宫肌层浸润，因此，入路可以是阴道或腹部。然而，不幸的是，在实践中我遇到了MRI报告严重错误。患者合并高血压、糖尿病伴重度肥胖接受了开腹手术，因为MRI显示子宫浸润深度大于1/2，后来冰冻病理提示浸润深度不到1/3，结果是不一致的。因此，不要仅仅依赖MRI的结果。

【手术心得】如果对于一个患有子宫体癌综合征的患者，手术侵袭可以减少。

【总结】
● 如有必要，随时做好充分的开腹准备。

病例 49: 子宫内膜复杂性非典型增生的阴式全子宫双附件切除伴阴道切除术用于宫体癌症综合征合并既往心脏支架术史患者

【姓名】X 女士。

【年龄】61 岁。

【生育史】足月经阴道顺产分娩 2 次。

【末次月经】12 年前。

【主诉】绝经后复发性阴道出血，下腹疼痛，小便淋漓。

【既往史】心脏支架手术史，植入支架 3 个。

患者重度肥胖（BMI 为 41）[18, 26–31]，高血压及糖尿病病史（子宫体癌综合征）合并甲状腺功能减退。子宫体积增大，如孕 6 周大小，合并宫颈小息肉，具备阴式手术条件（图 6–5）。

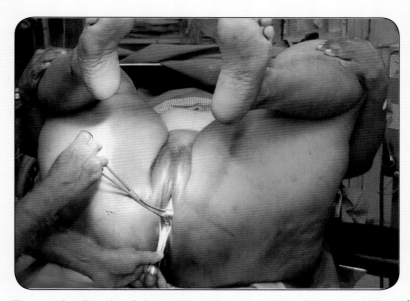

▲ 图 6–5 膀胱截石位，患者双手保持两脚分开，可清楚看到外阴和阴道区域 [31]

【超声检查】子宫大小 7.3cm × 4.8cm × 4.5cm，体积 85cm^3，合并 2cm 子宫肌瘤，子宫内膜厚度 8mm，卵巢大致正常。

【诊断】子宫内膜增生（？）、子宫内膜癌（？）。

【手术】阴式全子宫双附件切除术伴阴道切除术。

【高危因素】是否恶性肿瘤肌层浸润深度 1/2 或更多。

经术前充分谈话讨论决定，行阴式全子宫及单侧输卵管切除手术，切除阴道3cm，并将子宫组织送冰冻病理检查。剖开子宫肉眼观察子宫内膜及子宫壁正常，同时完成对侧输卵管卵巢切除术。病理结果报告示，子宫内膜复杂性非典型增生合并息肉，不考虑恶性病变。检查盆腔内无活动性出血，缝合阴道。术中未输血。住院2天，病情平稳迅速恢复。

石蜡病理报告再次证实冷冻病理结果，无恶性病变，考虑子宫内膜复杂性非典型增生伴息肉。子宫重110g，输卵管卵巢均正常。

【手术心得】对于宫体癌综合征患者，可减少手术的有创性伤害。

【总结】

• 阴道路径可减少重度肥胖患者经腹行腹腔镜或开腹手术的有创性伤害及术后并发症的发生。

病例50：高分化子宫内膜腺癌的阴式全子宫双附件切除伴阴道切除术

【姓名】X女士。

【年龄】60岁。

【生育史】足月经阴道顺产分娩1次。

【主诉】绝经后复发性阴道出血。

【末次月经】2年前。

既往行宫腔镜及刮宫检查诊断为高分化子宫内膜腺癌。

肥胖（BMI为43）[18, 26–30]，糖尿病，无高血压。

临床检查：患者子宫如孕12周大小，宫颈正常可下降，穹窿清晰。

【超声检查】子宫体积280cm^3，子宫内膜厚度18mm，盆腔未见异常。

与患者进行了详细的讨论，优点和缺点的解释包括保留开放腹部或需要打开腹部。

【诊断】高分化子宫内膜腺癌。

【手术】阴式全子宫双附件切除术伴阴道切除术。

【高危因素】是否浸润子宫肌层深度1/2或更多。

阴道切除术及单侧输卵管卵巢切除术均无困难。但需要额外牵拉子宫和外侧壁以完成子宫切除术，这很大程度上依赖于术中冰冻病理对切除子宫的评估。期间完成对侧输卵管卵巢的切除。术中冷冻病理结果显示子宫肌层浸润厚度 24mm 中有 5mm [2, 6, 19, 25]，可排除淋巴结清扫及开腹或腹腔镜手术需要。检查盆腔无活动性出血，缝合阴道，术中无输血。住院 2 天，迅速康复。

【手术心得】如术中冷冻病理支持无须清扫盆腔淋巴结，将不必行经腹手术。

【总结】

- 肥胖合并糖尿病的子宫内膜癌患者可避免开腹手术。
- 阴式全子宫双附件切除伴阴道切除术足以解决问题。

病例 51：阴式全子宫双附件切除 + 阴道切除用于绝经后阴道出血的子宫内膜癌伴 2 次剖宫产史及 1 次疝气修补手术史患者

【姓名】X 女士。

【年龄】60 岁。

【生育史】剖宫产 2 次（既往有腹腔切口疝修补术），无阴道顺产分娩史。

【主诉】异常子宫出血 3 个月。

【末次月经】12 年前。

无宫腔镜及诊刮手术史。

患者肥胖（BMI 为 38）[18, 26-31]。高血压，但无糖尿病病史。

超声检查提示：子宫大小正常，子宫内膜厚度为 18mm。其他盆腹腔检查正常。

决定行阴式子宫切除术，并在子宫冰冻病理报告指导下进行。

【诊断】子宫内膜增生？子宫内膜癌？

【手术】阴式全子宫双附件切除 + 部分阴道环形切除→冰冻病理→子宫内膜癌（3mm/18mm）→无须进一步手术。

【高危因素】如果是恶性病变，且其浸润深度达子宫肌层 1/2 或更多。

【手术过程】阴式子宫切除及 3cm 长的阴道切除，借助子宫颈阔韧带间隙分离膀胱（图 6-6）。切除子宫及单侧输卵管卵巢后立即将子宫、输卵管和卵巢送冰冻病理检查，以排除子宫内膜恶性肿瘤。剖开子宫，肉眼观察，示子宫内膜正常，但有一小部分区域可见异常血管。术中首先切除子宫一侧的所有连接韧带，保留对侧输卵管、卵巢固有韧带和圆韧带完整，然后牵引游离侧子宫，便于完整切除对侧的输卵管及卵巢。

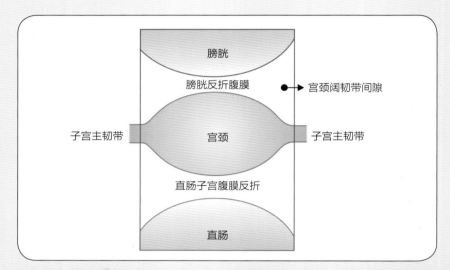

▲ 图 6-6　清楚显示了膀胱和宫颈或宫颈表面之间的间隙，膀胱外侧 1/5 以下的间隙比膀胱中央 3/5 的间隙大得多

引自 Sheth SS (Ed). Vaginal Hysterectomy, 2nd edition. New Delhi, India: Jaypee Brothers Medical Publishers (P) Ltd; 2014. pp. 31-50.

冰冻病理报告为重度不典型增生伴局灶性子宫内膜癌，癌组织浸润深度为 3mm。局灶性中分化子宫内膜样腺癌，轻度侵犯子宫肌壁[3, 6, 11, 13, 32, 33]。

因此，行阴式全子宫双附件切除及部分阴道切除即可。患者曾有 2 次下段剖宫产术（lower segment caesarean sections，LSCS）和 1 次切口疝修补术的病史，腹部手术通路将很难完成[20, 34-37]。

探查盆腔，无活动性出血后缝合阴道。无须输血治疗，术后住院 2 天，顺利康复出院。

【组织病理学检查】子宫重 35g，局灶子宫内膜样腺癌，中分化，浸润深度 5mm。输卵管、卵巢和阴道壁均正常。

【手术心得】经腹子宫切除术的禁忌证。

【总结】
• 剖宫产术后再行切口疝修补术并没有妨碍阴式手术，省去了第 4 次剖腹手术。

病例 52：绝经后阴道出血伴多发性胆囊结石患者的阴式全子宫双附件切除术 + 部分阴道壁切除 + 腹腔镜下胆囊切除

【姓名】X 女士。

【年龄】54 岁。

【生育史】剖宫产 2 次。

【末次分娩】29 年前。

【主诉】绝经后阴道出血。

【末次月经】3 年前。

重度肥胖（BMI 为 47）[18, 26-31]，高血压，无糖尿病病史，伴有症状的胆结石。妇科检查子宫如孕 8 周大小，宫颈正常，下降度良好，穹窿触诊清晰。超声显示子宫容积 160cm³，子宫内膜厚度为 11mm，其余未见异常。胆囊多发结石（图 6-7）。

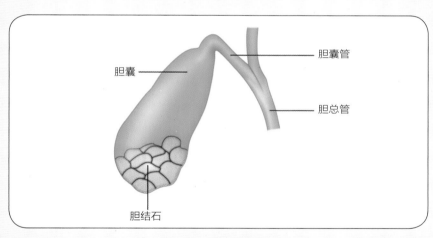

▲ 图 6-7 胆囊结石

需要进行腹腔镜下胆囊切除术 + 宫腔镜 + 诊刮，送病理检查，根据病理结果决定下一步手术方案。但经过必要的咨询后，她更倾向于一次行腹腔镜胆囊切除术和阴式子宫切除，并根据子宫切除后的冰冻病理报告决定进一步处理。因此，我们决定一次性切除胆囊和子宫[38-47]。

【诊断】子宫内膜增生（？）、子宫内膜癌（？）、胆囊结石。

【手术】阴式全子宫双附件切除术 + 阴道切除术 + 腹腔镜下胆囊切除。

【高危因素】如果是恶性病变，且其浸润深度达到子宫肌层的一半或更多。

外科医生 T·Udwadia 首先进行腹腔镜胆囊切除术（图 6-7），随后改变患者体位转而行阴道子宫切除术。由子宫颈阔韧带间隙打开膀胱反折腹膜，患者曾有过 2 次剖宫产史（图 6-8）。完成阴式全子宫双附件切除，肉眼见子宫内膜、宫腔及子宫正常。子宫与输卵管和卵巢送冰冻病理检查，冰冻病理提示切除的子宫内膜无异型性复杂增生，无恶性肿瘤，患者无须进一步手术。

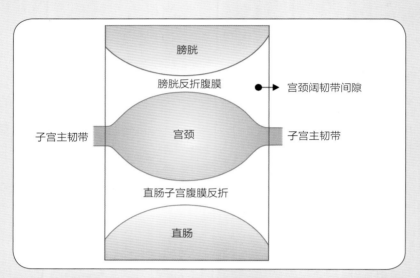

▲ 图 6-8　清楚显示了膀胱和子宫颈或子宫颈表面之间的间隙，膀胱外侧 1/5 以下的间隙比膀胱中央 3/5 的间隙大得多

引自 Sheth SS (Ed). Vaginal Hysterectomy, 2nd edition. New Delhi, India: Jaypee Brothers Medical Publishers (P) Ltd; 2014. pp. 31-50.

查无渗血后缝合阴道，无须输血治疗。术后住院 2 天，顺利康复出院。

【组织病理学检查】子宫内膜复杂性增生，无异型性，子宫腺肌症，输卵管及卵巢正常。无恶性肿瘤。子宫重 190g。慢性胆囊炎并多发结石。

病态肥胖的女性不用开腹手术而只通过几个小切口就完成了手术，避免了其他并发症。患者一次性完成了腹腔镜胆囊切除术和阴式子宫切除术。

【手术心得】尽可能减少损伤。

【总结】

● 一次性完成阴式全子宫双附件切除术 + 部分阴道壁切除 + 腹腔镜下胆囊切除。

● 既往有剖宫产手术史伴重度肥胖患者行此术式是获益的。

病例 53：阴式子宫切除术 + 阴道切除术 + 双侧输卵管卵巢切除术 + 腹腔镜下胆囊切除术用于子宫内膜癌患者，试验性经阴道入路失败，经腹淋巴结清扫

【姓名】X 女士。

【年龄】78 岁。

【生育史】足月经阴道顺产分娩 5 次。

【末次分娩】38 年前。

【主诉】绝经后阴道出血。

【末次月经】30 年前。

既往曾行宫腔镜检查 + 诊刮，病理提示子宫内膜样癌，腹部超声检查显示有症状的多发性胆结石。

无肥胖，但合并高血压和糖尿病。

临床子宫大小正常。宫颈正常，可尝试进行阴道子宫切除术。穹窿清晰。超声示子宫 6cm × 3.8cm × 3.7cm，体积 46cm³。内膜厚度 13mm，未见卵巢。

【诊断】高分化子宫内膜样癌，胆结石多发胆囊炎，"试验性阴道病例"。

【手术】腹腔镜胆囊切除术 + 阴道切除 +VH+BSO → "阴道试验失败"（MI 在 14mm 中为 8mm）→腹部淋巴结清扫等。

【高危因素】子宫肌层壁侵犯深度一半或更多。

需行腹腔镜胆囊切除术及子宫内膜样腺癌的治疗。完全治疗取决于表现出 MI 程度的子宫冷冻病理。Shirish K Bhansali 博士首先进行了腹腔镜胆囊切除术，然后行 VH 及输卵管卵巢切除术改为截石位。首先切除 3cm 阴道，并进行了子宫及单侧输卵管卵巢切除术。子宫和单侧附件送冰冻病理。切开子宫肉眼检查显示子宫内膜有小的癌变区域。同时，完成剩余的对侧的输卵管内卵巢切除术。冰冻病理提示 14mm 中有 8mm 侵犯子宫肌层，即侵犯超过 1/2 或更多（图 6-9）。因此，需要切除淋巴结，即采取经腹手术。在留取盆腔积液后检查止血并完成阴道封闭。然后，开腹行盆腔淋巴结清扫。腹部切口和双侧盆腔淋巴结切除术完成并切除了超过 12 个淋巴结，切除了纤维脂肪组织。肝脏正常，腹主动脉、下腔静脉区域清晰可见。检查止血后，腹部分层缝合。不需要输血。住院 5 天，随后恢复平稳。

组织学病理：石蜡 HP 提示 FIGO Ⅱ级，中分化，子宫内膜样腺癌，14mm 肌层侵犯了 8mm，淋巴脉管浸润，所有淋巴结均阴性。子宫正常大小，重 65g。宫颈、阴道残端、输卵管和卵巢均为阴性。慢性胆囊性膀胱炎伴多发胆结石。

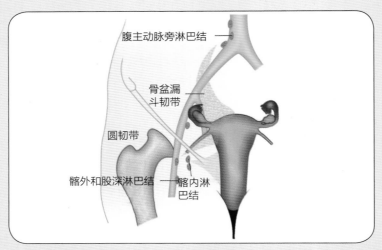

▲ 图 6-9 子宫内膜癌向盆腔及盆腔外淋巴结扩散的途径 [1]

腹腔镜下胆囊切除术是最早形成的，该术式具有巨大的优势 [42, 46]。早期，患者被充分评估为适合两种手术，包括腹部手术，如果开腹变成必须的话。

如果妇科医生习惯行淋巴结清扫术，阴式子宫切除和冰冻病理报告会变得简单方便。无须安排肿瘤外科医生协助手术或出现最后决策的分歧。

【手术心得】如果可能，可以减少侵入。

【总结】

• 准备腹式入路行淋巴结清扫。

参 考 文 献

[1] Kurman RJ, Kaminski PF, Norris HJ. The behavior of endometrial hyperplasia. A long-term study of "untreated" hyperplasia in 170 patients. Cancer. 1985;56(2):403–12.

[2] Pecorelli S. Revised FIGO staging for carcinoma of the vulva, cervix, and endometrium. Int J Gynecol Obstet. 2009;105 (2):103–4.

[3] Jones HW 3rd. New developments in the surgical management of early endometrial cancer. Obstet Gynecol. 2009; 114(1):2–3.

[4] Kumar S, Bandyopadhyay S, Semaan A, et al. The role of frozen section in surgical staging of low risk endometrial cancer. PLoS One. 2011;6(9):e21912.

[5] Sheth SS, Paghdiwalla KP, Hajari AR. Vaginal route: a gynaecological route for much more than hysterectomy. Best Pract Res Clin Obstet Gynaecol. 2011;25(2):115–32.

[6] Zanagnolo V, Magrina JF. Carcinoma of the endometrium treated only by vaginal route. Best Pract Res Clin Obstet Gynaecol. 2011;25(2):239–45.

[7] Arndt-Miercke H, Martin A, Briese V, et al.

Transection of vaginal cuff is an independent prognostic factor in stage I endometrial cancer. Eur J Surg Oncol. 2008;34(2):241–6.

[8] Mariani A, Dowdy SC, Cliby WA, et al. Prospective assessment of lymphatic dissemination in endometrial cancer: a paradigm shift in surgical staging. Gynecol Oncol. 2008;109(1):11–8.

[9] Sheth SS. Adnexectomy for benign pathology at vaginal hysterectomy without laparoscopic assistance. BJOG. 2002; 109(12):1401–5.

[10] Gultekin E, Gultekin OE, Cingillioglu B, et al. The value of frozen section evaluation in the management of borderline ovarian tumors. J Cancer Res Ther. 2011;7(4):416–20.

[11] The writing committee on behalf of the ASTEC study group. Efficacy of systematic pelvic lymphadenectomy in endometrial cancer (MRC ASTEC trial): A randomised study. Lancet. 2009;373(9658):125–36.

[12] Hacker NF, Friedlander M. Uterine cancer. In: Berek JS, Hacker NF (Eds). Gynecology Oncology, 5th edition. Philadelphia, PA, USA: Lippincott Williams & Wilkins; 2010. pp. 396–442.

[13] Benedetti Panici P, Basile S, Maneschi F, et al. Systematic pelvic lymphadenectomy vs. no lymphadenectomy in earlystage endometrial carcinoma: randomized clinical trial. J Natl Cancer Inst. 2008;100(23):1707–16.

[14] Berretta R, Merisio C, Melpignano M, et al. Vaginal versus abdominal hysterectomy in endometrial cancer: a retrospective study in a selective population. Int J Gynecol Cancer. 2008;18(4):797–802.

[15] Bloss JD, Berman ML, Bloss LP, et al. Use of vaginal hysterectomy for the management of stage I endometrial cancer in the medically compromised patient. Gynecol Oncol. 1991; 40(1):74–7.

[16] Chan JK, Lin YG, Monk BJ, et al. Vaginal hysterectomy as primary treatment of endometrial cancer in medically compromised women. Obstet Gynecol. 2001;97(5 Pt 1):707–11.

[17] Magrina JF, Mutone NF, Weaver AL, et al. Laparoscopic lymphadenectomy and vaginal or laparoscopic hysterectomy with bilateral salpingo–oophorectomy for endometrial cancer: morbidity and survival. Am J Obstet Gynecol. 1999;181(2):376–81.

[18] Sheth SS. Vaginal hysterectomy as primary route for morbidly obese women. Acta Obstet Gynecol Scand. 2010;89(7): 971–4.

[19] Zanagnolo V, Magrina JF. Vaginal hysterectomy for carcinoma of the endometrium. In: Sheth SS (Ed). Vaginal Hysterectomy, 2nd edition. New Delhi, India: Jaypee Brothers Medical Publishers (P) Ltd; 2014. pp. 216–24.

[20] Sheth SS. Vaginal or abdominal hysterectomy? In: Sheth SS (Ed). Vaginal Hysterectomy, 2nd edition. New Delhi, India: Jaypee Brothers Medical Publishers (P) Ltd; 2014. pp. 273–93.

[21] Ingiulla W, Cosmi EV. Vaginal hysterectomy for the treatment of cancer of the corpus uteri. Am J Obstet Gynecol. 1968;100(4):541–3.

[22] Krige CF. Vaginal hysterectomy and genital prolapse repair. A contribution to the vaginal approach to operative gynecology. Johannesburg, USA: Witwatersrand University Press; 1965. p. 143.

[23] Quinlan DK. Indications and contraindications. In: Sheth SS, Studd JW (Eds). Vaginal Hysterectomy. London, UK: Martin Dunitz Ltd; 2002. pp. 7–14.

[24] Faust G, Davies Q, Symonds P. Changes in the treatment of endometrial cancer. BJOG. 2010;117(9):1043–6.

[25] Massi G, Savino L, Susini T. Vaginal hysterectomy versus abdominal hysterectomy for the treatment of stage I endometrial adenocarcinoma. Am J Obstet Gynecol. 1996; 174(4):1320–6.

[26] Pitkin RM. Abdominal hysterectomy in obese

women. Surg Gynecol Obstet. 1976;142(4): 532–6.

[27] Foley K, Lee RB. Surgical complications of obese patients with endometrial carcinoma. Gynecol Oncol. 1990;39(2):171–4.

[28] Rafii A, Samain E, Levardon M, et al. Vaginal hysterectomy for benign disorders in obese women: a prospective study. BJOG. 2005;112(2):223–7.

[29] Lean ME. Prognosis in obesity. BMJ. 2005; 330(7504):1339–40.

[30] Liston WA, Alexander C. Operating on the obese woman. In: Hillard T (Ed). The Yearbook of Obstetrics and Gynaecology, Volume 12. London, UK: RCOG Press; 2008. pp. 206–9.

[31] Sheth SS. Super flexion position for difficult speculum examination. Int J Gynaecol Obstet. 2013;121(1):92–3.

[32] Creasman WT. Malignant tumors of the uterine corpus. In: Rock JA, Jones HW (Eds). TeLinde's Operative Gynecology, 9th edition. Philadelphia, PA, USA: Lippincott Williams & Wilkins; 2003. pp. 1445–86.

[33] Morrow CP. Management of uterine neoplasia. In: Morrow CP, Curtin JP (Eds). Gynecologic Cancer Surgery, 1st edition. London, UK: Churchill Livingstone; 1996. pp. 569–625.

[34] Sheth SS. Vaginal hysterectomy. In: Studd J (Ed). Progress in Obstetrics and Gynecology, 10th edition. London, UK: Churchill Livingstone; 1993. pp. 317–40.

[35] Sheth SS. Contraindicated abdominal route. In: Sheth SS (Ed). Vaginal Hysterectomy, 2nd edition. New Delhi, India: Jaypee Brothers Medical Publishers (P) Ltd; 2014. pp. 123–8.

[36] Sheth SS, Shah VM. Hysterectomy after previous abdominopelvic surgery. In: Sheth SS (Ed). Vaginal Hysterectomy, 2nd edition. New Delhi, India: Jaypee Brothers Medical Publishers (P) Ltd; 2014. pp. 110–5.

[37] Sheth SS, Paghdiwalla KP. Do we need the laparoscopic route? J Obstet Gynaecol India. 2001;51:25–30.

[38] Pratt JH, O'Leary JA, Symmonds RE. Combined cholecystectomy and hysterectomy: a study of 95 cases. Mayo Clin Proc. 1967;42(9): 529–35.

[39] Sheth SS, Bhansali SK, Goyal MV, et al. Cholecystectomy and hysterectomy: a least invasive approach. J Gynecol Surg. 1997; 13:181–5.

[40] Murray JM, Glistrap LC 3rd, Massey FM. Cholecystectomy and abdominal hysterectomy. JAMA. 1980;244(20): 2305–6.

[41] Widdison AL. A systematic review of the effectiveness and safety of laparoscopic cholecystectomy. Ann R Coll Surg Eng. 1996; 78(5):476.

[42] Bhansali SK, Sheth SS. Associated non-gynecological surgery. In: Sheth SS, Studd JW (Eds). Vaginal Hysterectomy, 2nd edition. London, UK: Martin Dunitz Ltd; 2002. pp. 237–42.

[43] Wadhwa A, Chowbey PK, Sharma A, et al. Combined procedures in laparoscopic surgery. Surg Laparosc Endosc Percutan Tech. 2003;13(6):382–6.

[44] Sheth SS. Vaginal hysterectomy. Best Pract Res Clin Obstet Gynaecol. 2005;19(3):307–32.

[45] Udwadia TE. Laparoscopic Cholecystectomy, 1st edition. Bombay, India: Oxford University Press; 1991.

[46] Udwadia TE, Sheth SS. Associated non-gynecological surgery. In: Sheth SS (Ed). Vaginal Hysterectomy, 2nd edition. New Delhi, India: Jaypee Brothers Medical Publishers (P) Ltd; 2014. pp. 243–7.

[47] Adanu RM, Hammoud MM. Contemporary issues in women's health. Int J Obstet Gynecol. 2010;109:3–4.

第7章 阴式子宫切除 / 试验性经阴道入路
Failed Trial Vaginal Hysterectomy/Trial Vaginal Route

"我们不知道什么该做什么不该做，我们只是行动了，然后相信机会会带领我们渡过难关。"

—— Mathew Arnold

典型病例

病例 54：未诊断的子宫腹壁粘连带

【姓名】X 女士。

【年龄】40 岁。

【生育史】足月剖宫产 1 次。

【主诉】月经量多，痛经，腹痛。

妇科检查：子宫增大，如孕 12 周大小，活动可。正常宫颈，下降度良好，穹窿触诊清晰。

【超声检查】未见异常。子宫体积 250cm^3，双附件正常。然而，来自印度孟买 NM 医学中心的经验丰富的超声学专家 Darshana Kshirsagar 博士认为该患者存在腹壁粘连，如子宫与腹壁之间 [1, 2]。该患者被纳入 "试验性经阴道子宫切除术病例" [3, 4]。

在麻醉状态下检查，该患者宫颈下降度良好，可以进行阴式子宫切除，宫颈 – 宫底征阴性。

【诊断】重度子宫腺肌症。

【手术】"试行阴式全子宫切除术" 失败。行腹腔镜下粘连松解术后，进行腹腔镜辅助阴式全子宫切除术。

【高危因素】盆腔粘连。

通过子宫颈阔韧带间隙打开膀胱反折腹膜[5,6]，固定子宫血管后，将宫颈一分为二，以便切除子宫。尽管在子宫前壁几乎可以到达圆韧带，但子宫后壁严重粘连，无法下拉子宫，且子宫两侧的韧带也因严重粘连无法进行操作。术中证实了超声检查对盆腔粘连的怀疑，试验性的阴式子宫切除术宣告失败，于是转而进行腹腔镜检查术。术中发现，在子宫体上部与腹壁间有一条宽约 2cm 的粘连带（图 7-1）。腹腔镜下分离粘连带，松解子宫，随后完成经阴道子宫切除术。粘连并没有涉及子宫颈和下腹壁表面，但它们被上部的粘连所束缚。

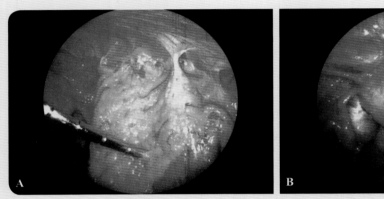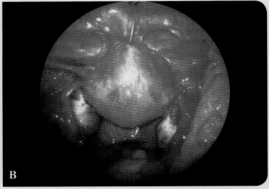

▲ 图 7-1　A. 骨盆的术前视图；B. 粘连的子宫和游离后的子宫

引自 Sutton C，Diamond MP (Eds). Endoscopic Surgery for Gynecologists, 2nd edition. London, UK：WB Saunders；1998. pp. 300-7.

手术保留了正常的卵巢，检查盆腔，无活动性出血，完成关腹，无须输血。患者术后住院 3 天，恢复良好。

【组织病理学检查】子宫重 290g，伴有严重子宫腺肌病，无恶性肿瘤。

遵循超声检查结果进行"试验性的阴式子宫切除术"，手术证实这样做是有价值的，经腹腔镜检查证实腹腔内粘连是造成阴式手术障碍的原因。

事实上，这也是未来的学习经验，因为单纯的粘连带不同于剖宫产后腹壁和子宫表面之间的粘连，会表现出宫颈 – 宫底征[1]。

【手术心得】正常的宫颈下降。

【总结】

• 为了尊重可靠的超声检查结果，在此病例中该组织被描述为"带"而非粘连[1,2]。

病例 55：子宫颈与腹壁粘连

【姓名】X 女士。

【年龄】48 岁。

【生育史】足月剖宫产 2 次。

【末次分娩】15 年前。

【主诉】月经量多。

妇科检查无法确定子宫大小及子宫活动度，子宫颈触摸不清，位置较高，靠近耻骨联合。阴道穹窿触诊清楚。

超声和磁共振成像显示子宫体积 110cm^3，宫底靠近脐部，约为孕 6 周的宫底高度。输卵管和卵巢未及异常。

【诊断】子宫腺肌症，腹壁粘连 [1, 2, 7]（这是最早的病历，因此来自于超声医生的问诊）。

【手术】失败的"试验性 VH" [3, 4]，随后进行了开腹全子宫切除术。

【高危因素】有可能损伤膀胱及其他部位。

在麻醉状态下，几乎看不到宫颈，宫颈钳难以使用。显露阴道后壁牵引子宫颈时，会引起下腹壁的凹陷，这说明子宫很可能粘在腹壁上 [1]。向前分离膀胱，无法找到子宫颈阔韧带间隙。事实上，还有额外的渗出，因此，决定放弃 VH 施行开腹手术。开腹后，发现宫颈表面和膀胱与下腹壁有致密粘连。宫底虽呈游离状态，但其位置过高，与子宫大小不相符，子宫颈拉长 [1]。谨慎分离粘连部位，游离子宫和膀胱，并完成子宫切除术。检查无活动性出血后缝合阴道残端。无须输血。患者术后住院 5 天，恢复平稳（图 7-2 至图 7-6）。

【组织病理学检查】严重的子宫腺肌症。子宫重 120g。无恶性病变。

【总结】

• 当剖宫产部位和邻近区域及膀胱粘连到下腹壁时，要了解临床体征检查和腹腔内发现。

• 提供临床材料以建立和引入临床宫颈 – 宫底征，并通过超声检查来诊断上述粘连。

• 经窥器检查，子宫颈难以显露。子宫颈始终垂在阴道前壁的后上方，阴道后壁被牵拉，牵引宫颈可见下腹壁陷凹。

• 宫底过高，与子宫大小不相称。开腹后发现子宫下段表面和膀胱被粘在下腹壁上，直肠子宫凹陷处闭塞，子宫颈过度拉长。超声检查显示子宫颈被拉长，子宫底和前腹壁之间也未出现饱满的膀胱，子宫可能朝后屈。

【手术心得】试验性"VH"建立基于临床检查及超声声像图特征为基础的术前诊断标准，并制定阴式子宫切除术的禁忌证。

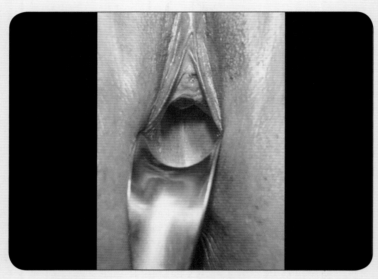

▲ 图 7-2　窥器检查有剖宫产史的女性显示，阴道后壁拉长，未见子宫颈，子宫颈高出耻骨联合 [8]

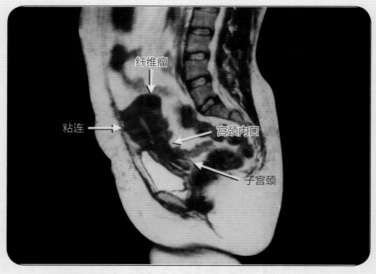

▲ 图 7-3　MRI 显示耻骨联合后面的宫颈拉长、移位，朝向阴道壁的上 1/3，膀胱和宫颈表面之间有粘连 [1]

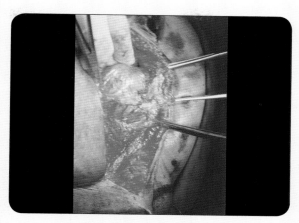

▲ 图 7-4 剖宫产术后的经典粘连

迪沃牵开器和组织钳在靠近右侧正中切口上端的脐水平的皮肤标记上，手指所示的是子宫底在耻骨联合和脐之间的中间位置 [8]

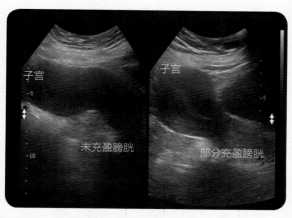

▲ 图 7-5 对有剖宫产史的患者在其膀胱未充盈和膀胱部分充盈时进行经腹超声检查，显示宫颈拉长的影响 [2]

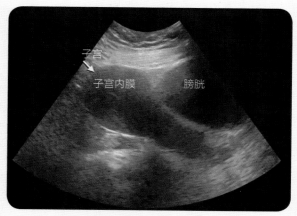

▲ 图 7-6 对有剖宫产史的患者在其膀胱充盈时进行经腹盆腔超声检查，在子宫底部和前下腹壁之间未见充盈的膀胱 [2]

【总结】

• 建立临床及后期的超声征象用于术前诊断，并作为 VH 的禁忌证。

病例 56："子宫游离"空间消失（子宫宫颈三角改变）

【姓名】X 女士。

【年龄】42 岁。

【生育史】足月经阴道顺产分娩 2 次。

【末次分娩】10 年前。

这是 1 例肥胖，患有高血压和糖尿病的宫体癌综合征女性，子宫增大如孕 22 周，宫底平脐。子宫颈正常，下降度良好，可尝试 VH。阴道穹窿触诊清楚。

【超声检查】子宫体积为 1080cm³，大小 16cm × 12.5cm × 10cm，可见一肌瘤，大小为 11.5cm × 11.7cm × 8cm，附件正常。我们给予患者"试验性 VH"方案治疗 [3, 4]。

【诊断】大子宫伴子宫肌瘤。

【手术】"试验性阴式子宫切除术"失败，经腹子宫切除术 + 预防性双侧输卵管切除术（保留卵巢）。

【高危因素】大子宫。

麻醉后检查发现子宫颈很小，像一个"烟头"，下降度正常。子宫大小为 22～24 周，需要大量减瘤。前面的膀胱外腹膜很容易进入。在直肠子宫陷凹远端，从子宫颈外口约 15cm 处进入后腹膜。虽然我们将子宫颈分成两部分以尝试减瘤，但仍然很困难，因为阴道外侧壁回缩。宫颈无法进一步下降，也无法看到子宫后壁，因为子宫的横向凸起减小了子宫的移动空间，几乎不可能离断双侧子宫骶韧带。血管的血液回流是另一个阻碍因素。因此，我们放弃了"试验性 VH"，并以低位的横向切口进行开腹手术。经腹子宫切除术顺利完成。两侧输卵管和卵巢基本正常，但两侧输卵管轻度积水，保留两个卵巢并完成双侧输卵管切除术。检查并止血、关腹。无须输血。患者住院时间为 5 天，术后恢复平稳。

【组织病理学检查】子宫重 1150g。可见多发肌瘤伴严重子宫腺肌症。两侧输卵管均正常。无恶性病变。

　　为什么"试验性 VH"失败了？失败的原因不仅在于大子宫，还因为肌瘤的位置阻塞并缩小了子宫游离的空间。由于子宫肌瘤较大，且在特殊的位置伴不成比例的增大，对操作者进入子宫和子宫韧带以固定子宫造成障碍。凸起部分继续对上方造成障碍。

　　子宫颈和宫颈处上行的子宫壁形成的角度可以辅助或者阻碍手术。如果倾角为钝角 140° 左右，就可以方便地进入双侧骶韧带，但当倾角接近 90° 时，进入侧面连接的概率就大大减小，"VH"的失败率也提高 [4, 9, 10]。术中用手指触诊便可以预知这一点。子宫颈上方的子宫体越宽，手术难度和失败概率就越大。在我早期的实践中，9 次失败中有 4 次是由结构更改导致的，这也让我学习了以上的内容和手术原则 [9]。

　　【手术心得】处理一个大的子宫。

　　【总结】

　　• 如果子宫的三个尺寸均大于 10cm，则在考虑"试验性 VH"的情况下，有必要评估子宫的位置和角度（图 7–7）。

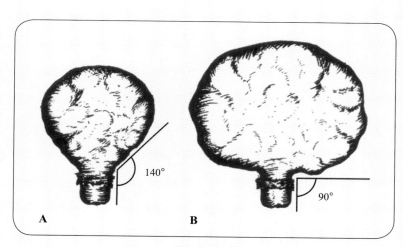

▲ 图 7–7　评估子宫的位置和角度
A. 宫颈和子宫外侧边界之间的角度大于 140°，更易于进入；B. 将角度减小到 90°，进入则非常困难或根本不可能进入

病例 57：卵巢子宫内膜异位症伴"凹陷征"阳性

　　【姓名】X 女士。

　　【年龄】44 岁。

【主诉】经量增多，经期延长。

【末次月经】2013 年 12 月 2 日。

无肥胖，但有高血压和糖尿病病史，正在接受甲状腺功能减退的治疗。

妇科检查发现，子宫增大，如孕 12 周大小。子宫颈正常，生理性下降略有限制。左侧附件包块（子宫内膜异位囊肿）呈凹陷征[11]，这是经阴道子宫切除术的禁忌证。右穹窿触诊清楚。

【超声检查】子宫 11.1cm × 8.4cm × 7.4cm，后壁有一异质区域，大小为 8.2cm × 6.5cm。子宫容积 370cm^3。左侧卵巢可见 2 个大小为 2cm × 2cm 的子宫内膜异位囊肿。未见右侧卵巢，该患者曾在腹腔镜下行右侧卵巢切除术，阑尾切除术，后因直肠外伤行结肠造瘘术。CA125 为 427U/ml。拟行 "试验性 VH" 治疗方案[3, 4]。

【诊断】子宫腺肌症伴左侧卵巢子宫内膜异位囊肿。

【手术】"试验性 VH" →失败→经腹全子宫切除 + 左侧附件切除 + 右侧输卵管切除术。

常规进行经阴道子宫切除术，前腹膜较容易进入，而阴道后壁则需要额外小心，尽管进行了多次尝试，但仍无法安全地打开阴道后穹窿[6, 12]。钳夹子宫，但无法将其下拉。尽量向上切断子宫两侧的韧带，子宫仍无法下移。将子宫体直立，仍无法显露子宫后壁，由于无法进行下一步手术操作，放弃阴式手术方案。通过右旁正中切口（原结肠手术切口）开腹，子宫后壁可见大小为 5cm × 5cm 凸出的腺肌瘤，子宫上部表面与骨盆和膀胱粘连，宫底部与肠管和大网膜粘连，双侧输卵管和左侧卵巢都有严重粘连。为了安全起见，在行左侧输卵管卵巢切除术前，先确认并游离左侧输尿管，随后行开腹全子宫、双侧输卵管切除及左侧卵巢切除术。请普通外科医生加入，确认输尿管无损伤，患者生命体征平稳。检查盆腔无活动性出血后关腹。患者无须输血治疗，恢复平稳，术后住院 5 天后出院。

【组织病理学检查】重度子宫腺肌病。子宫重 440g。左侧卵巢子宫内膜异位囊肿。两侧输卵管子宫内膜异位症。4 周后，升高的 CA125（427U/ml）恢复正常[13]。

【手术心得】过去类似病例的成功经验。

【总结】

• "凹陷征" 需要格外重视。如果尝试进行阴式手术，请始终将其作为 "常规阴式手术" 病例。

病例 58: 巨大子宫

【姓名】X 女士。

【年龄】43 岁。

【生育史】足月经阴道顺产分娩 2 次。

【主诉】经量增多,痛经。

妇科检查:子宫大小超过孕 24 周,子宫颈正常,下降度正常。子宫表面可触及多个结节,宫底略高于脐部,阴道穹窿触诊清晰。

【超声检查】除子宫体积增大、多发性子宫肌瘤外,未见其他异常。子宫大小为 15.6cm×11.4cm×8.5cm,体积为 800cm³,左壁肌瘤为 8.8cm×8.1cm。输卵管和卵巢正常。

【诊断】子宫肌瘤。

【手术】先行试验性 VH,然后行经腹子宫切除术 [3, 4]。

【VH 高危因素】巨大子宫。

常规行阴式子宫切除术。因子宫体积增大,宫颈被拉长,子宫血管固定后,对宫颈进行分切和摘除 [14-17]。在将子宫下壁一分为二并确保可用的侧向连接后继续手术。子宫上部较大的肌瘤可能阻碍进一步手术。即使手术接近子宫圆韧带,也无法继续切除子宫肌瘤。考虑到手术时间已达 90min,不可避免发生渗血和血红蛋白 10g,决定终止试验性 VH,并决定改用经腹手术。

取下腹正中横切口,完成子宫切除术并不困难,因为只需要固定子宫上端和剩余的阔韧带组织。输卵管和卵巢正常。行预防性输卵管切除术 [18],保留了 2 个健康的卵巢。确保止血,彻底冲洗后,逐层关腹,给予输血 1 单位。患者住院 4 天,术后恢复平稳。

【组织病理学检查】显示子宫重约 900g,多发性肌瘤伴严重子宫腺肌病。无恶性病变。

试验性 VH 是根据以往切除较大子宫的经验进行的。细长的子宫颈阻碍了手术路线,大的侧壁肌瘤阻碍了其所在的侧壁较高的空间。

【手术心得】巨大子宫行试验性 VH。

【总结】

• 子宫颈被拉长和一侧子宫过度膨隆,使得阴式子宫切除术变得困难或几乎不可能完成。

病例 59：卵巢恶性肿瘤

【姓名】X 女士。

【年龄】64 岁。

【生育史】足月经阴道顺产分娩 1 次。

【末次妊娠】40 年前。

【主诉】下腹部疼痛伴食欲不振。

无肥胖，无高血压，无糖尿病。

妇科检查：子宫增大，如孕 6 周，活动如常。子宫颈正常，下降度正常，可行阴式手术。右穹窿可触及囊实性肿块，有压痛，并累及后穹窿，左、前穹窿触诊清晰。

【超声检查】子宫体积为 90cm³。子宫内膜厚约 4mm，右侧卵巢可见一囊肿，大小 10cm × 6cm，囊内见多个分隔，分隔较厚且无实性区域。阻力指数 0.6。左侧输卵管和卵巢正常，CA125 正常（30U/ml）。

【诊断】右侧卵巢肿瘤。

【手术】阴式全子宫双附件切除术→右侧卵巢腺癌→"试验性 VH"失败→经腹大网膜切除术和淋巴结切除术。

术前就该患者进行了详尽的讨论，包括阴道手术期间的冰冻病理检查。经知情同意，将患者作为"试验性 VH"病例[3, 4]。患者不希望进行开腹手术，也没有明确的检查提示其为恶性肿瘤。阴式手术较为直接、简单。固定好子宫后，在到达子宫两侧上缘时，切掉左侧的所有侧向连接部分，游离左侧子宫。左侧输卵管和卵巢均正常。将塑料薄膜铺在整个手术区域，以免肿瘤破裂造成污染。右侧卵巢表面无脱落和粘连。借助耻骨上压力和牵引子宫使右侧卵巢肿块外露。因此，我们完成了子宫切除术和右侧输卵管卵巢切除术，包括完整的卵巢肿块。切开子宫显示子宫内膜正常。将右侧输卵管、卵巢及子宫送冰冻病理。冷冻切片分析应由经验丰富的病理学家进行，并应仔细考虑影响错误诊断的可能预测因素[19]。同时，左侧输卵管、卵巢也一并切除[8, 20-21]。冰冻病理报告显示卵巢恶性肿瘤，为高分化腺癌。向家属交代病情。收集腹膜和灌洗液进行肿瘤学检查。需行网膜切除术及双侧盆腔淋巴结切除术。肝、膈、腹主动脉旁和下腔静脉正常，收集结肠旁沟和腹腔的液体进行细胞学检查，患者术后恢复得很顺利。

石蜡病理切片报告为右侧卵巢高分化腺癌，输卵管、左侧卵巢和子宫正常。子宫重 110g，未见异常。淋巴结和网膜未见恶性病变。

在化疗前，请肿瘤外科医生会诊。在处理肠道肿瘤尤其是卵巢病变时，必须进行详细的术前谈话，签署知情同意并确保冰冻病理检查及开腹手术可行，以免造成不良后果。

【手术心得】超声检查没有实性区域，CA125 正常，可进行冰冻病理检查。

【总结】

• 当不能确定卵巢肿块为良性肿瘤时，必须做冰冻病理检查并做好中转开腹手术的准备。

• 给予患者"试验性 VH"方案减轻患者痛苦。

参 考 文 献

[1] Sheth SS, Goyal MV, Shah N. Uterocervical displacement following adhesions after caesarean section. J Gynecol Surg. 1997;13:143–7.

[2] Sheth SS, Shah NM, Varaiya D. A sonographic and clinical sign to detect specific adhesions following caesarean section. J Gynecol Surg. 2008;24:27–35.

[3] Sheth SS. Vaginal hysterectomy. In: Studd J (Ed). Progress in Obstetrics and Gynecology, 10th edition. London, UK: Churchill Livingstone; 1993. pp. 317–40.

[4] Sheth SS, Paghdiwalla KP, Hajari AR. Vaginal route: a gynaecological route for much more than hysterectomy. Best Pract Res Clin Obstet Gynaecol. 2011;25(2):115–32.

[5] Sheth SS, Malpani AN. Vaginal hysterectomy following previous caesarean section. Int J Gynecol Obstet. 1995;50: 165–9.

[6] Sheth SS. Access to vesicouterine and rectouterine pouches. In: Sheth SS (Ed). Vaginal Hysterectomy, 2nd edition. New Delhi, India: Jaypee Brothers

Medical Publishers (P) Ltd; 2014. pp. 31–50.

[7] Sheth SS. Observations from a FIGO Past President on vaginal hysterectomy and related surgery by the vaginal route. Int J Gynecol Obstet. 2016;135:1–4.

[8] Sheth SS. Vaginal hysterectomy. 2005;19(3): 307–32.

[9] Sheth SS. Uterine fibroids. In: Sheth SS, Studd JW (Eds). Vaginal Hysterectomy. London, UK: Martin Dunitz Ltd; 2002. pp. 79–94.

[10] Sheth SS, Rathi MR. Uterine fibroids. In: Sheth SS (Ed). Vaginal Hysterectomy, 2nd edition. New Delhi, India: Jaypee Brothers Medical Publishers (P) Ltd; 2014. pp. 72–89.

[11] Sheth SS. Vaginal dimple––a sign of ovarian endometriosis. J Obstet Gynecol. 1991;11;292.

[12] Sheth SS. A surgical window to access the obliterated posterior cul–de–sac at vaginal hysterectomy. Int J Gynecol Obstet. 2009;107: 244–7.

[13] Sheth SS, Ray SS. Severe adenomyosis and

CA125. J Obstet Gynecol. 2014;34:79–81.

[14] Pelosi MA III, Pelosi MA. The Pryor technique of uterine morcellation. Int J Gynecol Obstet. 1997;58:299–303.

[15] Pelosi MA, Pelosi MA III. A comprehensive approach to morcellation of the large uterus. Contemp Obstet Gynecol. 1997;42:106–25.

[16] Pelosi MA II, Pelosi MA III. Uterine debulking at vaginal hysterectomy. In: Sheth SS (Ed). Vaginal Hysterectomy, 2nd edition. New Delhi, India: Jaypee Brothers Medical Publishers (P) Ltd; 2014. pp. 90–109.

[17] Sheth SS. Rathi MR. Uterine fibroids. In: Sheth SS (Ed). aginal Hysterectomy, 2nd edition. New Delhi, India: Jaypee Brothers Medical Publishers (P) Ltd; 2014. pp. 72–89.

[18] Kwon JS, Tinker A, Pansegrau G, McAlpine J, Housty M, McCullum M, et al. Prophylactic salpingectomy and delayed oophorectomy as an alternative for BRCA mutation carriers. Obstet Gynecol. 2013;121(1):14–24.

[19] Gultekin E, Gultekin OE, Cingillioglu B, Sayhan S, Sanci M, Yildirim Y. The value of frozen section evaluation in the management of borderline ovarian tumors. J Cancer Res Ther. 2011;7(4):416–20.

[20] Sheth SS. Adnexectomy for benign pathology at vaginal hysterectomy without laparoscopic assistance. Br J Obstet Gynecol. 2002;109: 1401–5.

[21] Sheth SS. Adnexal pathology at vaginal hysterectomy? In: Sheth SS (Ed). Vaginal Hysterectomy, 2nd edition. New Delhi, India: Jaypee Brothers Medical Publishers (P) Ltd; 2014. pp. 150–62.

病例 60：子宫体积阻碍下降

【姓名】BA 女士。

【年龄】40 岁。

【生育史】足月经阴道顺产分娩 1 次。

【手术适应证】压迫症状，月经过多和贫血。

【内科 / 外科并发症】慢性高血压。

【手术时长】240min（包括膀胱镜检查和子宫骶部阴道悬吊术）。

【手术前后血红蛋白】10.7g/dl，6.8g/dl。

【恢复过程】输注 2 单位红细胞，第 2 天出院，血红蛋白 9.1g/dl。

【病理报告】输卵管无恶性病变，子宫重 2214g，子宫肌瘤（在子宫重量上加 10%，标本直接经福尔马林处理送病理，在手术室的初始重量将增加 10%～15% 甚至更多）。

【术前评估】子宫各方向活动如常，子宫颈易进入，骨盆宽大，子宫内膜活检良性。MRI 显示子宫前壁肌瘤大小约 6cm，远端边缘的顶端正好在宫颈内口的前面，后壁肌瘤大小约 10cm，远端边缘顶端到宫颈顶部 3cm，两个大的宫底部肌瘤各 10cm，并有多个小肌瘤。

建议患者进行"试验性阴道子宫切除术"，并告知患者极有可能最终进行腹部手术。

【高危因素】子宫体积。

【手术过程】从后部进入直肠子宫陷凹，从膀胱下打开前腹膜，离断子宫主韧带。鉴于术前对子宫颈和阴道的评估、预期及不存在粘连的危险因素，计划是在 6cm 的肌瘤顶端，注射血管升压素并去瘤核，然后固定子宫动脉并尝试从此处切除子宫肌瘤。然而，该计划并未实现，因为前下段肌瘤刚好在耻骨顶端和后面触不到。切除宫颈，缝合阴道残端。在腹部切行一长约 10cm 的 Maylard 切口（横断肌肉时保持腹直肌附着于筋膜鞘及腹肌白线）。向子宫肌层注入血管升压素，并迅速进行肌瘤剔除和分切，直到游离子宫。钳夹卵巢固有韧带、圆韧带和子宫动脉并切断。标本取出后，冲洗盆腔，检查无活动性出血，逐层关腹。

【总结】

• 阴道手术可简化开腹手术，使手术更快、更安全和更美观地进行。开腹全子宫切除术（total abdominal hysterectomy，TAH）对这样大小的子宫需要一个很大的横向，甚至垂直的切口。相反，腹部手术中涉及深骨盆的操作最具挑战性的部分，在手术开始时就通过经阴道手术被解决了。分离膀胱与子宫下段，断开位于骨盆深部的韧带，闭合阴道口。因为无须要进入深骨盆，所以腹部切口可以变小。主韧带经阴道分离，将输尿管从子宫动脉处侧向移开，从而几乎消除了经腹到达子宫动脉时损伤输尿管的风险。

• 患者术前谈话至关重要，外科医生带着完善的计划进入手术室进行"试验性 VH"至关重要。必须要认识到，"失败的试验"并不是失败。最后，这位患者非常满意，她被给予进行微创手术的机会，而且她最终接受的手术比一开始就进行腹式全子宫切除术手术风险更小、更安全。

病例 61：盆腔炎所致的广泛粘连限制阴式子宫切除

【姓名】LO 女士。

【年龄】41 岁。

【生育史】足月经阴道顺产分娩 1 次。

【手术适应证】月经过多和严重贫血。

【内科 / 外科并发症】BMI 为 46，慢性高血压。

【手术时长】260min。

【术前、术后 Hb】8.1g/dl，8.3g/dl（术中输血 2 单位）。

【恢复进程】术后 3 天出院。

【病理报告】急性和慢性输卵管炎，子宫重 727g，伴平滑肌瘤（子宫重量增加 10%，标本经福尔马林处理直接送病理，总重量直接增加 10%～15%）。

【术前评估】患者主因术前 1 个月发现 Hb4g/dl 入院，并长期存在相关症状。入院后予输血治疗并在麻醉下行宫腔镜检查和子宫内膜取样。结果显示，子宫后位，增大如孕 20 周，活动性好，宫颈易触及。

【高危因素】子宫较大。

【手术过程】前膀胱反折腹膜入路很容易完成。后入路进入失败，子宫骶韧带、主韧带和子宫动脉均在腹膜外完成分离，无法进入腹腔。最终，一个较小的后腹膜开口可见巧克力样液体流出，直肠深部触诊也证实了后入路不通。尽管入路不通，子宫下降足以将宫颈分为两半，在子宫内行肌瘤粉碎。然而，显露太有限，无法触及最远端的大肌瘤，过程出血较多时，便放弃了阴道入路。切掉宫颈，将海绵填充物置于阴道顶端，止血。转腹腔操作之前，进行子宫骶韧带悬吊术，膀胱镜检查和阴道残端缝合。

选择横形 7cm 的 Maylard 腹部切口，腹直肌两侧仅分开 3cm，保留腹壁血管及腹直肌与筋膜、白线附着部的完整。分离大网膜和子宫及双侧附件的粘连。右侧附件与骨盆侧壁粘连，左侧附件位于骨盆深处。子宫后壁与部分肠黏膜和网膜致密粘连。切除并取出子宫，可见子宫增大。由于子宫动脉已经通过阴道固定并离断，因此切除过程中出血较少。子宫从腹腔切口压力性娩出，使腹腔内子宫粘连急剧分离。切开圆韧带和阔韧带的所有外侧蒂，子宫被切除。此时足以找到并取出阴道填塞物，松解附件粘连。右侧附件由深骨盆的侧壁分离出来，左侧附件从骨盆底部分离。可见两侧输卵管异常膨隆弯曲，行双侧输卵管切除术。

【总结】

●患者既往病史没有任何迹象表明这种盆腔致密粘连性疾病。肥胖患者的盆腔检查可能会受到一定程度的限制。子宫在检查时保持活动状态，可能是由于其巨大的肿块，且没有浆膜直接粘连到盆腔侧壁或腹壁。

●再次注意，先从阴道开始手术，在骨盆深处完成所有必要的工作后开始腹部手术，这将腹部手术更容易、更安全、更美观且出血更少。

病例 62：意料之外的子宫腹壁粘连（一）

【姓名】YS 女士。

【年龄】48 岁。

【生育史】足月经阴道顺产分娩 1 次，剖宫产 1 次。

【手术适应证】痛经、月经过多和贫血。

【内科 / 外科并发症】BMI 为 43，哮喘和慢性高血压。

【手术时长】140min（包括膀胱镜检查和子宫骶韧带悬吊）。

【手术前后血红蛋白】10.8g/dl，9g/dl。

【恢复过程】术后 1 天出院，恢复快速。

【病理报告】输卵管上有子宫内膜异位病灶，子宫重 185g，子宫腺肌瘤和平滑肌瘤（子宫重量增加 10%，标本经福尔马林处理直接送病理，总重量直接增加 10%～15%）。

【术前评估】患者在其他手术治疗失败后要求行子宫切除术。最近曾行子宫内膜活检为良性病变。

宫颈易触及，子宫触诊：活动度好，增大如孕 8～10 周，略有受限。

【高危因素】剖宫产史。

【手术过程】打开双侧阔韧带，以确保前路安全进入并切开剖宫产瘢痕。后入路很容易完成。切除子宫骶主韧带以固定子宫动脉。可见宫颈明显延长，显露腹壁粘连。

左侧附件经阴道识别和分离，但未见子宫进一步下降。右侧附件不可见。

切除宫颈，膀胱镜检查后行子宫骶韧带悬吊术，并缝合阴道残端。腹部行 5cm 的横切口，切断腹直肌。从最外侧位置进入腹膜，避免中央粘连。分离大网膜和腹壁的粘连，分开右上部，切除子宫。检查双侧卵巢并行双侧输卵管切除术。

【总结】

• 没有子宫脱垂的患者在术中发现宫颈延长是致密腹壁粘连的危险信号。

• 肥胖患者的术前盆腔检查并非总是可靠的。

• 剖宫产的次数不一定与粘连的程度相关，如果存在粘连，子宫较小时更易发现粘连，有致密的宫底腹壁粘连的子宫通常无法经阴道切除。

• 肥胖患者的阴式手术受益最大，因为很难行腹腔镜手术，而且腹部手术的并发症风险很高。即使经阴道无法切除子宫，它也体现了微创手术的优势和促进术后恢复。

病例 63：意料之外的子宫腹壁粘连（二）

【姓名】EM 女士。

【年龄】48 岁。

【生育史】剖宫产 1 次。

【手术适应证】月经过多、痛经和慢性盆腔痛。

【内科 / 外科并发症】BMI 为 35。

【手术时长】260min（包括膀胱镜检查和子宫骶韧带悬吊）。

【手术前后血红蛋白】12.8g/dl，10.3g/dl。

【恢复过程】术后第 2 天出院。在家静养 3 周后才能恢复正常活动。

【病理报告】双侧慢性输卵管炎，子宫重 140g，平滑肌瘤（子宫重量增加 10%，标本经福尔马林处理直接送病理，总重量直接增加 10%～15%）。

【术前评估】慢性症状如上所述，希望行子宫切除术治疗。为"试验性子宫切除术"提供咨询。因肥胖盆腔触诊不清，但宫颈易触及，子宫大小如孕 10 周。

【高危因素】剖宫产史。

【手术过程】后入路最初不成功，腹膜显示有一定程度的硬化。打开双侧阔韧带，有助于膀胱中央瘢痕分离并打开膀胱反折腹膜。子宫下段和子宫动脉的离断均在腹膜外进行。在此基础上，通过后腹膜进入。但子宫下降进一步受限，宫颈拉长至 5cm。患者无子宫肌瘤病史。切开宫颈后可以更好地观察子宫下段和宫底，但这样做后，子宫迅速从视野中缩回，无法再次观察子宫。

遂行子宫骶韧带悬吊术，膀胱镜检查和阴道残端缝合术。

在剖宫产瘢痕基础上行 8cm 的腹部横切口。腹直肌鞘被横向打开，腹直肌因灼伤而被横向分开，其宽度缩为一半，因此保留了上腹壁血管。从侧面横向打开腹膜，以避免中央粘连。分离广泛粘连，分离子宫和腹壁粘连、膀胱和子宫粘连。可见明显的附件粘连，提示盆腔炎病史可能。完成所有的粘连分解后，分离子宫双侧阔蒂部并切除子宫。评估双侧卵巢并行双侧输卵管切除术。

【总结】

• 广泛的粘连是术前未预料到的。重要的是要熟悉"Sheth Cervicofundal 征"。但是，广泛的粘连不一定会在术前以明显的方式表现出来，尤其是在肥胖患者检查时存在局限性。

• 这种情况应及时转腹部手术。一旦解剖结构提示了密集的腹壁粘连，就没有理由为阴道手术费力。改变入路的信号是子宫下降的阻力和宫颈拉长（在没有既往晚期脱垂的患者中）。

病例 64：意料之外的子宫腹壁粘连（三）

【姓名】ED 女士。

【年龄】43 岁。

【生育史】剖宫产 1 次。

【手术适应证】慢性盆腔痛和月经量多。

【内科 / 外科并发症】BMI 为 31。

【手术时长】240min（包括膀胱镜检查和子宫骶韧带悬吊）。

【手术前后血红蛋白】11.4g/dl，7.5g/dl。

【恢复过程】术后第 3 天出院，在家静养 2 周后才能恢复正常活动。

【病理报告】输卵管良性，子宫重 153g，平滑肌瘤（子宫重量增加 10%，标本直接经福尔马林处理送病理，总重量直接增加 10%～15%）。

【术前评估】患者明确要求进行外科治疗。子宫内膜活检良性。宫颈易触及，子宫大小如孕 10 周，活动度可。建议并同意"试验性阴式子宫切除术"。

【高危因素】剖宫产史。

【手术过程】后入路易进入。前入路切开阔韧带间隙，沿剖宫产瘢痕分离膀胱和子宫下段。每次离断子宫韧带及组织后要对前壁解剖进行重新评估。在分开并固定主韧带后，子宫体只有轻微下降，宫颈被拉长了，这与患者病史不符，考虑有腹壁粘连。但仍取得进一步进展。找到子宫动脉，分离并固定。宫颈切开，子宫肌壁楔形切除，剥除肌瘤，但最终子宫下降不足以进入宫底与腹壁之间的解剖平面。切除宫颈后，行骶韧带悬吊术，然后行膀胱镜检查，缝合阴道残端，转腹部手术。

沿剖宫产瘢痕行 6cm 横切口。采用 Mylard 方式，横向分开腹直肌，不破坏筋膜与肌肉的附着，切口横向有烧灼痕迹，腹膜从侧面进入以避免中央粘连。可见广泛粘连累及子宫、右侧附件、腹壁及部分膀胱的顶部。仔细分离粘连，使子宫与腹壁分离，试图分离瘢痕的过程中膀胱柱受损（随后由外科医生使用铝钉修复），右侧附件也受到影响，需切断右骨盆漏斗韧带（包括右侧卵巢）。左侧附件位于骨盆深部密集的瘢痕处，锐性分离出来，检查卵巢和行左侧输卵管切除术。

【总结】

- 同病例 62 和病例 63 总结。

病例 65：寄生性肌瘤和难以触及的附件导致腹腔镜下完成阴式子宫切除术

【姓名】KC 女士。

【年龄】37 岁。

【生育史】0 次。

【手术适应证】血块和月经过多。

【内外科疾病】BMI 为 31。

【手术时长】220min（包括膀胱镜检查和子宫骶韧带悬吊）。

【手术前后血红蛋白】12.9g/dl，8.4g/dl。

【恢复疗程】术后1天出院，镇痛药1周，迅速恢复正常活动。

【病理报告】输卵管良性，子宫重290g，子宫肌瘤（子宫重量增加10%，标本直接经福尔马林处理送病理，总重量直接增加10%～15%）。

【术前评估】无生育要求，要求行子宫切除术来解决症状，手术前行子宫内膜活检提示良性。

【高危因素】不孕和子宫增大。

【手术过程】子宫颈交界处狭窄，而肌瘤基底部很宽。粉碎困难，肌瘤的寄生血管出血。尽管子宫肌瘤分支血管的出血没有间断，但一旦确认主要的血管分支离断后，就行肌瘤粉碎。宫颈分成两瓣至下段，子宫肌瘤以耻骨后前部较大，继续对前壁肌瘤进行楔形切除术，直到将整个肿瘤拉至耻骨下并与剩余的子宫组织一起取下。夹闭子宫动脉最终达到止血效果。然而，附件清晰可见，患者右侧直径3cm的肌瘤似乎附着在盆腔侧壁，不容易取出。关闭阴道残端，改行腹腔镜手术。

腹腔镜检查发现双侧附件大体正常，早期发现的肌瘤附着于盆腔侧壁，骨盆漏斗韧带有寄生性血供，行腹腔镜下双侧输卵管切除术和子宫肌瘤切除术。

【总结】

• 在评估手术风险时，多种因素都起到了作用。此例患者子宫重量在300g以下，但未分娩且子宫下降受限，子宫大部分为前部肿块，底部轮廓呈"大炮"状，由宫颈与子宫下段的交界处形成。分离这一子宫比其他涉及子宫大2倍以上的病例更困难。

• 这个病例也很好地代表了"规则以外的例外"，即没有粘连性疾病的年轻患者很容易通过阴道途径接触到附件。

• 我们这里有一位年轻的患者，她的附件无法触及，没有粘连。这反过来又导致寄生骨盆漏斗韧带的肌瘤无法进入，从而在手术中转腹腔镜。

• 另一条常见规则是，子宫动脉断开后，可以进行相对不出血的操作。这是一个子宫动脉断开的病例，附属血管来自附件，直接供给宫底肌瘤，导致了剥离过程出血很多。

第 8 章　特别病例：经阴道子宫切除
Special Cases: Vaginal Hysterectomy

> 人们通常会成为他们认为的自己的样子。如果我认为自己不能做某事，那就使我无能为力。但是，只要我相信我能做到，那么即使我一开始没有这种能力，我也有能力做到这一点。

—— Mahatma Gandhi

典型病例

病例 66：阴式子宫切除用于子宫破裂及 2 次剖宫产史患者

【姓名】X 女士。

【年龄】41 岁。

【生育史】4 次（第 1 次剖宫产，第 2 次子宫破裂，第 3 次和第 4 次择期剖宫产）。

患者第 1 次剖宫产，第 2 次怀孕时子宫下段破裂，未行双侧输卵管绝育的情况下缝合破裂并保留了子宫。子宫破裂后，在接下来的 2 次妊娠中进行了 2 次选择性剖宫产[1, 2]。

现子宫增大如孕 8 周，月经过多，对药物治疗没有反应，并且做了 3 次刮宫，显示子宫内膜是良性病变。其间，血红蛋白降至 6.5g。她急切地想切除子宫且拒绝开腹。

在此之前，医生向她解释她可以使用长效宫内节育器或子宫内膜消融术来避免手术，且建议她行腹腔镜下双侧卵巢切除术。但她拒绝了，也拒绝了开腹子宫切除术。她请求经阴道切除子宫以避免腹部切口。事实上，她说，她从古吉拉特邦的一个小地方来到孟买，以避免腹部手术。这启发了我们在这种罕见的病例中尝试经阴道入路进行子宫切除术，并建立该途径和技术的可行性。

　　临床上，可触及一个如孕 8 周大小的活动度尚可的子宫，没有盆腔病变，即过去标记为功能失调性子宫出血（dysfunctional uterine bleeding，DUB）。超声检查显示子宫体积为 130cm^3，子宫腺肌症，其他检查正常。在麻醉下也证实了这一点，并决定通过阴道途径进行子宫切除术。

　　我问自己，如果没有以前破裂的子宫和剖宫产史，根据临床检查和麻醉下的检查结果，我是否会尝试进行阴式子宫切除术？如果答案是肯定的，则可以通过阴道途径尝试子宫切除术，作为"试验性阴式子宫切除术"病例[3-5]。

　　但是，这种情况很罕见，并且在早期文献中时也没有报道[6]，如果因为阴式子宫切除术而发生任何并发症，普遍的评论和指责是"为什么不做腹腔镜或开腹子宫切除术"，因此，我们进行了评估或诊断性腹腔镜检查以获得清晰的盆腔内情况，避免并发症。腹腔镜检查发现并没有阴式手术禁忌证，并增强了进行阴式子宫切除术的信心。

　　【诊断】伴子宫破裂和剖宫产史的异常子宫出血。

　　【手术】阴式子宫切除术 + 双侧输卵管卵巢切除术。

　　【高危因素】子宫破裂史。

　　进行阴式子宫切除术没有困难。由于 3 次剖宫产史和 1 次子宫破裂史，通过子宫颈阔韧带间隙完成膀胱反折腹膜及膀胱分离（图 8-1）[5-11]，并按常规完成阴式子宫切除术。过程顺利。该患者非常希望切除卵巢，并希望此后不再手术，尤其是生殖道手术。因此，应她的要求进行了双侧输卵管卵巢切除术。检查止血并完成阴道残端缝合。

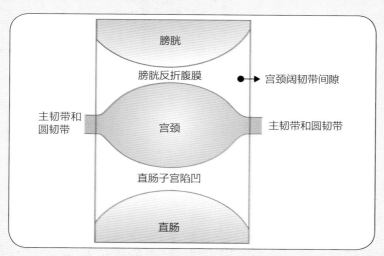

▲ 图 8-1　清楚显示了膀胱与宫颈或宫颈外表面的间隙，膀胱外侧 1/5 以下的间隙比膀胱中央 3/5 的间隙大得多[4]

失血量少于 50ml。术后恢复得很顺利，并在 1 天后回到孟买的家中。术后随访，结果良好。

【组织病理学检查】子宫重 160g，伴有严重的子宫腺肌症，输卵管和卵巢均正常。无恶性肿瘤。

值得注意的是，世界上 80% 的地方没有腹腔镜手术和（或）腹腔镜医生，而且女性可能拒绝开腹 [12]。子宫破裂非常罕见，考虑这样的既往史，子宫切除术的阴道途径很少。

Kovac 等 [13] 提出通过腹腔镜辅助阴式手术可以在剖宫产术后瘢痕的前壁进入。Coulum 和 Pratt[14] 认为，通过瘢痕的前壁进入主要的关注点是膀胱损伤和操作困难。膀胱与子宫下段之间粘连，尤其是过去剖宫产后的粘连，在中线处可能紧密粘连或形成质硬瘢痕，但在侧面却没有 [4, 7]。从侧面即阔韧带处则可以很容易地进入。但子宫破裂后的粘连是未知的。因此，进行了腹腔镜下辅助诊断。

【手术心得】
• 患者绝望地恳求保持腹部完整。
• 同样的临床发现，在过去没有剖腹产史和子宫破裂，我认为她是 VH。

【总结】
• 患者急切地希望保持腹部切口完整。
• 在无剖宫产史和子宫破裂史的情况下，可以行阴式子宫切除术。
• 热情迎接挑战。
• 至少不要将剖宫产史作为其禁忌证或劝阻因素。

病例 67：未使用腹腔镜辅助的阴式子宫切除术用于阔韧带肌瘤和对侧子宫内膜异位囊肿患者

【姓名】X 女士。

【年龄】51 岁。

【生育史】足月经阴道顺产分娩 2 次。

【末次分娩】20 年前。

【主诉】月经量多伴痛经。

临床上子宫如孕 14 周大小，活动良好呈结节状，宫颈正常，生理性下降，尝试行阴式子宫切除术。右侧卵巢囊肿和左侧附件实性肿块。

【超声检查】子宫体积为 270cm³，右侧卵巢子宫内膜异位囊肿为 3.9cm × 3.7cm × 2.9cm，左侧阔韧带肌瘤为 4.5cm × 2.8cm。左侧卵巢正常。

【诊断】子宫腺肌症，右侧卵巢子宫内膜异位囊肿，左侧阔韧带肌瘤[15]。

【手术】阴式子宫切除术 + 双侧输卵管卵巢切除术 + 阔韧带子宫肌瘤切除术，未行腹腔镜检查。

【高危因素】阔韧带肌瘤。

膀胱反折腹膜入路很容易。进入直肠子宫陷凹的操作需要特别小心。因卵巢子宫内膜异位症而限制，需要进行尝试才能获得正常解剖结构。在宫颈后表面游离软组织后，尝试到达宫颈后阔韧带间隙，宫颈坚硬[4, 16]。切除子宫并进行全方位粘连松解术，并游离了输卵管和卵巢，按照双侧输卵管卵巢切除术的常规操作，通过切除所有韧带及血管将子宫从正常的左侧附件侧游离出来[17]。一侧游离子宫的牵引使得右侧病理性附件切除更易执行。肉眼检查，切开的子宫除了大小外均正常。随后进行对侧正常附件切除术，并完成子宫切除术。这使操作者更靠近左侧的阔韧带肌瘤。左侧阔韧带肌瘤很容易感觉到，并且突出。恢复解剖结构，非常小心地切开肌瘤包膜，取出肌瘤。少量出血被烧灼以止血，阔韧带肌瘤的切开和切除很简单[15, 18-21]，查无活动性出血并完成了阴道残端缝合。未行输血。住院时间为 2 天，术后恢复迅速。

【组织病理学检查】子宫重 290g，严重子宫腺肌病。右侧卵巢子宫内膜异位囊肿。左侧卵巢、两侧输卵管均正常。左侧阔韧带肌瘤重 46g。无恶性肿瘤。

【手术心得】在 VH 进行输卵管卵巢切除术的经验。

【总结】

● 阔韧带子宫肌瘤切除术伴阴式子宫切除术比输卵管卵巢切除术伴阴式子宫切除术更简单易行。开腹和腹腔镜备用。

● 阔韧带子宫肌瘤切除术增加了手术风险。

病例 68：阴式子宫切除术用于 CIN Ⅲ 患者

【姓名】X 女士。

【年龄】43 岁。

【生育史】足月经阴道顺产分娩 3 次。

【末次分娩】18 年前。

【主诉】异常子宫出血。

临床上子宫如孕 6 周大小。宫颈轻度柱状上皮异位，接触时有点滴出血，但没有溃疡。良好的宫颈下降可尝试行阴式子宫切除术。后穹窿清晰可见。

【超声检查】子宫轻度增大，体积 110cm³，附件正常。

巴氏涂片可见转化区，几个细胞显示出轻度扩大和多核异型性细胞。宫颈活检显示高级别宫颈上皮内瘤变Ⅲ，无浸润性或浸润癌。高级可靠的组织病理学家再次检查活检玻片以确认相同。医生向患者和她的丈夫对此进行了详尽的解释，并决定进行 VH 手术，同时保留双侧卵巢 [3, 12, 22]。没有要使用腹腔镜或开腹的指征 [22-28]。

【诊断】CIN Ⅲ。

经阴道子宫切除术按常规进行，切除阴道长 3cm，包括后穹窿下方 1cm（图 8-2）。切开的子宫显示正常的子宫内膜和宫颈内膜，子宫壁伴有子宫腺肌症。

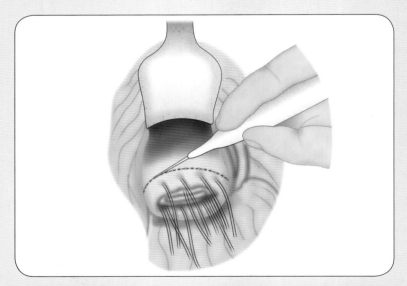

▲ 图 8-2　切口继续向前延伸至整个阴道周围，注意不要损伤膀胱

引自 Rock JA, Thompson JD(Eds). TeLinde's Operative Gynecology, 8th edition.Philadelphia, PA, USA: Lippincott-Raven Publishers；1997.pp.1413-99.

通过肉眼检查发现子宫颈异常，但没有癌变。输卵管和卵巢未见异常。进行了双侧输卵管切除术，保留了健康的卵巢（年龄 43 岁）。检查止血后，封闭阴道残端，不需要输血。住院时间为 36h，术后恢复迅速。

【组织病理学检查】 子宫重 120g，中度子宫腺肌病，输卵管正常，宫颈 CIN Ⅲ。

因为 CIN Ⅲ 进行腹腔镜子宫切除术更可能因为宫颈糜烂或过去的子宫病变做手术，更糟糕的是因为这个病变行开腹手术。这对于肿瘤科医生，特别是妇科医生来说是至关重要的，建议 VH 治疗 CIN Ⅲ，而不是给予不利的治疗。

【手术心得】 癌前疾病。

【总结】

- VH 是治疗并不罕见的 CIN Ⅲ 的理想选择。
- 当诊断涉及癌症时，最好听取知名病理学家对术前宫颈活检的 HP 切片及术后切除的组织的意见。

病例 69：阴式子宫切除术用于转移性乳腺癌合并子宫腺肌症患者

【姓名】 X 女士。

【年龄】 57 岁。

【生育史】 足月经阴道顺产分娩 3 次。

【末次分娩】 30 年前。

【既往病史】 左乳房切除术，2 年前因 "乳腺癌"（图 8-3 和图 8-4）接受他莫昔芬等化疗。临床上子宫如孕 8 周大小，可自由活动。宫颈双唇发生单纯糜烂。良好的宫颈下降可尝试行阴式子宫切除术。后穹窿清晰可见。

【超声检查】 子宫体积为 110cm³，伴子宫腺肌瘤，子宫内膜厚 4mm，穹窿触诊清晰。

肿瘤外科医生希望对她进行双侧卵巢切除术。

医生向她详细解释了保留与切除子宫的优缺点，以及像其他人一样定期进行 TCT 检查的必要性。术前谈话后，她表示希望切除子宫和卵巢，因为她过去月经过多，不太可能定期进行 "巴氏检查"。因为没有禁忌证或危险因素，遂行经阴道的双侧输卵管卵巢切除术 + 子宫切除术 [30-33]。

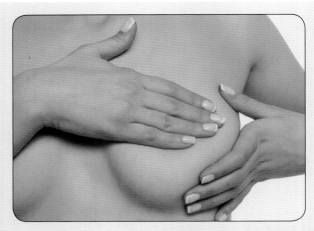

▲ 图 8-3　在触诊时，感觉到坚硬的区域需要临床检查和乳腺 X 线检查

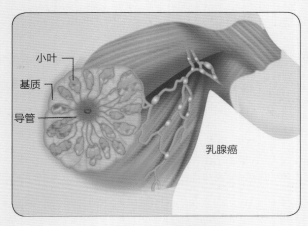

小叶
基质
导管
乳腺癌

▲ 图 8-4　乳腺癌

【诊断】乳腺癌合并子宫腺肌病。

【手术】阴式子宫切除术伴预防性双侧输卵管卵巢切除术。

常规行阴道子宫切除术 + 双侧输卵管卵巢切除术，手术顺利。检查止血并完成阴道封闭。不需要输血。住院时间为 2 天。术后迅速康复。HP 显示子宫重 130g，伴有中度子宫腺肌病。右侧卵巢显示良性腺纤维瘤。输卵管和卵巢正常。无恶性肿瘤。

她被移交给肿瘤外科医生进行与乳腺癌相关的治疗。

【手术心得】双侧卵巢切除术的适应证。

【总结】

•如果乳腺癌需要双侧卵巢切除术 [3, 32, 33]，如果妇科子宫需要切除，那么 VH+BSO 的阴道路径是值得的，并从中获益。

病例 70：阴式子宫切除术用于葡萄胎预防性手术

【姓名】X 女士。

【年龄】39 岁。

【生育史】足月经阴道顺产分娩 2 次。

【末次分娩】10 年前。

患者有 3 个月的闭经，子宫如孕 18 周大小，没有胎动和胎心。血 β- 人绒毛膜促性腺激素（β-hCG）水平超过 100 000U/L，超声检查证实了葡萄胎妊娠的诊断。她今年 39 岁，有 2 个孩子，希望行输卵管绝育术，即不再妊娠。

医生向她解释了葡萄胎妊娠和由此产生的滋养细胞恶性肿瘤的利弊[34]，以及选择性预防性化疗甚至是子宫切除术。

她要求行子宫切除术，可选择以下术式。

• 腹腔镜子宫切除术。

• 腹部子宫切除术。

• 阴式子宫切除术。

如果是 VH，则应在清宫后尝试，因为子宫超过 18 周且体积大于 600cm³ 时，子宫会大量出血。

清宫后不久即可行子宫切除术，即在子宫恢复原来状态后或 6~8 周后行子宫切除术。后期有女性改变主意的风险，并且可能更不愿意行预防性子宫切除术。经过必要的咨询，决定并建议首先进行清宫，然后通过阴道途径进行子宫切除术[34, 35]。

【诊断】葡萄胎（囊泡性葡萄胎）。

【手术】预防性阴式子宫切除术。

【高危因素】血管增粗，子宫柔软。

通过刮宫术进行清宫，静脉滴注含催产素的 5% 葡萄糖，并保持静脉通路可用，因为她的 Hb 为 10.5g。清宫后，子宫变成 14 周大小。子宫切除术开始时采用生理盐水 + 副肾上腺素注射组织间隙。子宫切除术通过常规操作进行，手术顺利。实际上，分离和进入腹腔比较容易。根据术前谈话和知情同意，患者要求保留正常的输卵管和卵巢。检查止血并完成阴道残端缝合。住院 2 天，术后恢复良好。随访显示 β-hCG 水平下降并恢复正常。

【组织病理学检查】子宫增大，重 290g，子宫血管壁较厚，宫腔内有大量囊泡和血块。无恶性肿瘤。

该子宫不同于正常的子宫，因为子宫在排出葡萄胎后会变小，因此通过清除内容物使子宫缩小。无须使用刀片就可以进行缩宫。

与其他子宫切除术相比，阴式子宫切除术是侵袭性最小的。此法经济、疗效好、并发症少。子宫切除术将消除滋养层恶性肿瘤或其他风险。

【手术心得】需要进行预防性子宫切除术[35]。

【总结】

● 如有需要，有或没有葡萄胎病史的女性可选择阴道途径进行子宫切除术。

病例 71: 阴式子宫切除术 + 双侧输卵管卵巢切除术用于卵巢囊肿蒂扭转患者

【姓名】X 女士。

【年龄】52 岁。

【生育史】足月经阴道顺产分娩 4 次。

【末次分娩】22 年前。

【主诉】下腹部剧烈疼痛，呕吐。

【末次月经】4 年前。

轻度肥胖（BMI 为 32），轻度高血压，无糖尿病。心动过速，下腹部压痛伴轻度坠胀感。临床子宫大小正常，活动受限。子宫颈显示生理下降，尝试行阴式子宫切除术。盆腔左侧和后穹窿压痛伴囊性包块。

【超声检查】子宫体积为 50cm³，直肠子宫陷凹中的左侧卵巢囊肿为 9cm × 5cm × 4.6cm，出血且有血块，无分隔及实性部分，印度孟买 NM 医疗中心的一位可靠的放射顾问 Darshana Kshirsagar 博士报告为左侧卵巢囊肿扭转。右侧输卵管和卵巢正常。术前诊断为左侧卵巢囊肿扭转伴急性腹痛。其他术前检查正常。

建议的治疗方法是阴式子宫切除术 + 双侧输卵管卵巢切除术。扭转的卵巢囊肿本身需要进行腹腔镜手术或剖腹手术，在文献中从未考虑或提及经阴道途径来处理它[36-38]。

然而，在评估 VH 时，子宫颈和子宫条件是有利于手术的。需要讨论的是如何处理

"扭转的卵巢囊肿"。以往因附件疾病而行输卵管卵巢切除术的经验，包括一些不太容易的手术，仅有 1 例卵巢囊肿扭转经阴道手术的经验，此例手术鼓励和启发了采取经阴道入路[39]。

【诊断】左侧卵巢囊肿蒂扭转。

【手术】阴式子宫切除术 + 双侧输卵管卵巢切除术，"试验性经阴道途径"。

【高危因素】卵巢囊肿蒂扭转及紧急情况。

临床上和麻醉下的检查均倾向于 VH。被视为"试验性经阴道途径"[3, 5]，在将子宫和左侧囊肿固定后，切除所有连接，包括韧带和血管，以完整分离子宫右侧连接。因此，从右侧连接处释放的子宫被转向左侧，以使子宫后壁面向术者。有足够的空间以看清直肠子宫陷凹中的内容物，子宫和输卵管周围无粘连。将手术区域全面分离显露后，用 16 号针头刺破囊肿，针的一端连接到抽吸设备。出血 265ml，耻骨上压，向左轻轻牵引游离子宫，显示左侧为出血坏死性囊肿，骨盆漏斗韧带扭转 2 圈。尽可能向远侧或横向切开左侧圆韧带，以接近并夹紧左侧骨盆漏斗韧带，行左侧输卵管卵巢切除术，其中包括扭转的坏死性卵巢囊肿。然后右侧正常输卵管和卵巢行预防性附件切除术，患者早先同意了这一点。切开子宫显示子宫内膜正常。不需要输血。住院 2 天，术后恢复平稳（图 8-5）。

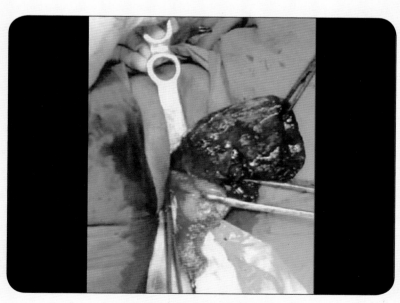

▲ 图 8-5　扭转的卵巢囊肿

子宫左侧连接被切断，右上连接完整。有一个脱落、坏疽和坏死的卵巢囊肿，大小为 10.5cm×8.5cm×8.6cm[38]

【组织病理学检查】典型的卵巢囊肿蒂扭转，完全性坏死，红棕色，出血，坏死塌陷的良性囊肿，以及左侧输卵管和左侧卵巢。子宫、右侧附件均正常。无恶性肿瘤。

【手术心得】

- 其他检查结果是正常的。
- VH 进行附件切除术可作为备用经验。

【关键】对罕见病例尝试的热情。

【总结】

- 有机会时鼓励向经验丰富的前辈请教。
- 热情使人受益。

病例 72：阴式子宫切除术用于有经腹子宫切除术失败史的子宫肌瘤患者

【姓名】X 女士。

【年龄】34 岁。

【既往史】1989 年因多发子宫肌瘤行经腹子宫肌瘤剔除术。

患者既往行子宫肌瘤剔除术后 18 个月内没有异常症状，但后来肌瘤复发，并因黏膜下肌瘤导致继发性经量增多，药物保守治疗效果不佳，患者选择行子宫切除术。不幸的是，1991 年，开腹子宫切除手术失败了，因为术者——孟买的一位医生，无法进入盆腔，大网膜附着在腹壁上，无法显露子宫底部、输卵管和卵巢，尝试分离粘连以失败告终。手术医生放弃了子宫切除术，关闭了腹部切口。

1996 年，患者持续阴道出血 6 周，需要进一步治疗。患者第一次咨询了作者的意见。临床检查子宫如孕 12 周大小，可触及结节，子宫活动轻度受限，宫颈正常伴生理性下降，为尝试阴式子宫切除术创造了有利条件。阴道穹隆未见异常，无阴式子宫切除术禁忌证。超声检查提示宫腔容积为 260cm³，伴有多发子宫肌瘤，卵管和卵巢未见异常[40]。在外科医生就位的情况下，她被视为"试验性阴式子宫切除术和试验性阴道入路"[3, 5]，但需备好开腹手术的设备，以防中转开腹。

选择阴式子宫切除术的原因：①麻醉下盆腔查体和临床检查结果显示，前后阴道穹隆均通畅，子宫活动度好，宫颈生理性下垂有利于阴式手术；②子宫略大，活动度好[22]。有轻微的粘连，可经阴道入路行粘连松解术[3]。Cohen[41] 写道，子宫上方的脏器可能有致密的粘连，但经阴道查体感觉到子宫活动度良好。这是一个非常鼓舞人心和重要的发现。因此，如果周围的器官不受创伤的影响，子宫就可以顺利取出。患者全面咨询了阴式手术可能的失败率和需要采取的替代手术方案，如中转开腹子宫切除术。她还被告知，任何一种途径的子宫切除术都可能会严重损伤肠道、膀胱和直肠，如果发生这种并发症，需要转到普通外科接受治疗。她被充分告知如果发生这种情况，住院时间可能会很长，6～8 周后可能需要二次手术（即结肠吻合术）[42]。她自愿同意上述方案（图 8-6 和图 8-7）。

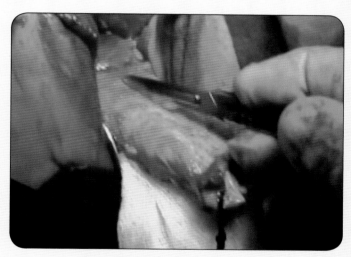

▲ 图 8-6　子宫动脉结扎后，切开宫颈以显露宫腔内的子宫肌瘤

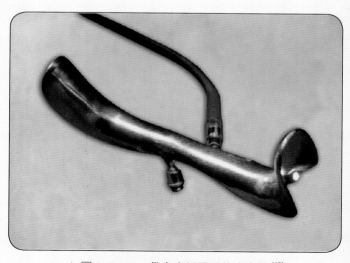

▲ 图 8-7　Sim 带有光纤照明的内窥器 [43]

【诊断】子宫肌瘤，既往经腹子宫切除术失败。

【手术】阴式子宫切除术。

【高危因素】既往经腹子宫切除术失败，阴式子宫切除术失败的可能性增加。

宫颈下降有利于阴式子宫切除术，宫颈和子宫下段被切开，从子宫内部剔除肌瘤和腺肌症，保持浆膜层完整。子宫切除术顺利完成，靠近宫底和宫体上部的轻度粘连很容易被松解，宫底和肠道之间的粘连被仔细分离。对于远端入路，光纤腔镜是有用的[43]。因此，手术顺利，对周围器官或组织没有任何损伤。输卵管和卵巢均正常，并且被保留（年龄 34 岁）。失血量小于 100ml。检查止血彻底后缝合阴道残端，无须输血。幸运的是，没有必要中转开腹或寻求外科医生的帮助。

我们衷心感谢外科医生的帮助和提供的保证。患者术后 2 天出院，恢复得很顺利。

【组织病理学检查】子宫重 280g，伴有多发肌瘤和中度子宫腺肌病。没有恶性病变。

【替代手术方案】

1. 经宫颈子宫内膜切除术（transcervical resection of endometrium，TCRE），即子宫内膜消融术或长效宫内节育装置。

2. 再次尝试经腹子宫切除术。

3. 如果可能的话，由经验丰富的腹腔镜外科医生进行腹腔镜下子宫切除术。

4. 放疗，尽管不推荐。

5. 冒险尝试阴式子宫切除术。

6. 要求决策的问题是："如果没有既往失败的开腹手术史，尽管这种情况很罕见，但在相同的临床条件下，我会推荐她通过阴道途径行子宫切除术吗？"答案是肯定的。采取必要的预防措施是值得的。当然，重复开腹子宫切除术可能比尝试阴式子宫切除术风险更大。

【手术心得】

- 良好的临床查体和麻醉下的盆腔检查。
- Cohen[41] 在书中提到观察结果。

【总结】

- 妇科医生的热情可以帮助患者得到极大的缓解。

病例 73：阴式子宫切除术用于因肺纤维化行局部麻醉患者

【姓名】X 女士。

【年龄】64 岁。

【分娩次数】足月经阴道顺产分娩 3 次。

【末次月经】9 年前。

【主诉】绝经后阴道出血。

患者既往行宫腔镜检查术及诊刮术，刮宫术后病理示子宫内膜复杂性非典型增生（无恶变）。子宫如孕 8 周大小，宫颈正常，生理性下降，阴道穹窿触诊正常。超声检查显示宫腔容积为 130cm³，盆腔未见异常。

患者有肺纤维化病史，需要持续的吸氧治疗。腹腔镜下子宫切除术或开腹子宫切除术都是禁忌证，手术风险很高。各大医院的同事都拒绝手术。在向胸科医生和耳鼻喉科医生进行必要的咨询和评估后，决定在局部麻醉下行阴式子宫切除术。手术是必要的，因为细胞学上子宫内膜非典型复杂性增生有 23% 的风险发展为子宫内膜癌[44]。

关于在局部麻醉下手术的决定，我们与患者和亲属进行了详细的讨论，并与麻醉医生进行了详细的讨论，麻醉医生同意这一决定。在局部麻醉下尝试阴式子宫切除术前，均征得知情同意[45]。

【诊断】子宫内膜复杂性非典型增生伴肺纤维化。

【手术方式】局部麻醉下阴式子宫切除术。

【高危因素】局部麻醉失败。

过去，患者通常在手术前 30min 肌注 50mg 的盐酸哌替啶和 25mg 的盐酸异丙嗪。根据主治医生的决定，加用 500ml 含 100mg 盐酸哌替啶的 5% 葡萄糖盐水，放慢速度静脉滴注。

目前，使用劳拉西泮 1mg，然后在手术前 45min 肌注布托啡诺 1mg 加异丙嗪 25mg，手术前 45～60min 肌注可乐定 0.5mg/kg，也可在手术前 30min 使用。目前有很多选择。诱导用药为苯二氮 – 咪达唑仑 0.05～0.10mg/kg 静脉注射，加阿片类药物（芬太尼）2μg/kg 静脉注射，丙泊酚 1.5～2mg/kg 静脉注射，用气体加氧气加挥发性麻醉剂维持。

　　患者取截石位，只有在她镇静良好后才准备手术。在此手术中，患者应昏昏欲睡，且不应因置入窥器而活动。会阴部和宫颈旁神经阻滞用 1% 盐酸利多卡因溶液。会阴部阻滞约 25ml，宫颈旁阻滞约 10ml。注意不要超过 40ml（图 8-8 和图 8-9）。

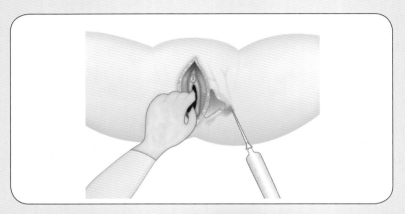

▲ 图 8-8　阴部神经丛阻滞麻醉

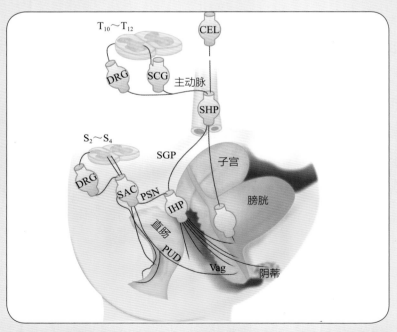

▲ 图 8-9　骨盆神经支配图解。在骶前神经阻断术中上腹下神经丛被切除

引自 Gomel V，Brill AI (Eds). Reconstructive and Reproductive Surgery in Gynecology. London，UK：Informa Health Care；2010. pp. 138-56.

我们需要尽可能地温和地对待组织，这是通过术者经常使用无宫颈钳的子宫切除术来实现的 [46, 47]。使用较轻和较小的器械用于阴道壁牵拉。当患者感觉到牵拉痛时，会做少量的额外局部浸润。麻醉医生会保证患者清醒，必要时额外的局部浸润有帮助。一旦摘除子宫，检查止血彻底后缝合阴道残端。没有进行输卵管卵巢切除术，因为没有家族性卵巢恶性肿瘤，患者亦希望保留附件。

不需要输血。住院天数为 4 天，多出的天数是由肺部疾病所致。她恢复得很顺利。

【组织病理学检查】 子宫重 140g，呈复杂性非典型增生，无恶性病变。

一些需要子宫切除术的女性可能有医疗问题，不能安全地实施全身麻醉或局部麻醉。过去，局部麻醉不常用于高危患者的阴式子宫切除术。只有那些被认为高度合作的女性才应该考虑在局部麻醉下进行手术。麻醉医生必须始终在场，在整个手术过程中进行持续的术中监护。

传统上，妇科大手术要么在全身麻醉下进行，要么在局部麻醉下进行。虽然这适用于绝大多数人，但也有一些高危患者并存内科疾病，与常规麻醉相反。由于麻醉医生出于为患者考虑而拒绝麻醉，妇科医生有时被迫取消手术。低射血分数的缺血性心脏病、广泛的肺部疾病（慢性阻塞性肺疾病）或营养不良和虚弱的患者在人群中并不少见，占此类患者的大多数。

强调局部麻醉在妇科手术中的应用，以了解局部麻醉提供的优势 [48]。几十年前，Gellhorn [49] 最先使用半麻醉和宫旁浸润对 82 名女性进行了阴式子宫切除术。Ramos 等 [50] 对 27 例 51—83 岁生殖器脱垂的女性在局部麻醉下行阴式子宫切除术 + 修补术，偶尔加用硫喷妥钠静脉滴注。当然，现在的设施已经发生了巨大的变化，使得以前不安全的条件对麻醉来说是安全的。在印度孟买的 KEM 医院和 Seth GS 医科大学，几乎没有麻醉医生休假参加研究生考试，我有幸获得了在局部麻醉下进行阴道子宫切除术的经验，而不是推迟手术 [45]。

【手术心得】 为了患者的利益，不要推迟手术。学习如何做到这一点。

【总结】

● 熟悉阴部阻滞、宫颈旁阻滞和局部浸润的技术。当需要时，只要麻醉医生是团队的一员，局部麻醉可以拯救这些患者和他们的妇科医生。

病例 74：阴式子宫切除术改变膀胱反折腹膜入路（阴式全子宫 + 双侧输卵管卵巢切除术）

【姓名】X 女士。

【年龄】62 岁。

【生育史】足月经阴道顺产分娩 3 次。

【既往病史】无相关病史。

无肥胖但有高血压病史，无糖尿病家族遗传史。

子宫正常大小伴有子宫脱垂Ⅲ度，中度膀胱和直肠膨出，无压力性尿失禁。

【超声检查】子宫体积 46cm³ 伴细长宫颈，输卵管和卵巢正常。

【诊断】子宫脱垂伴膀胱直肠膨出Ⅲ度。

【手术】经阴道全子宫 + 双侧输卵管卵巢切除术 + 阴道前后壁修补术 + 会阴体修补术。

阴式子宫切除术开始的步骤同前，因为患者的宫颈延长阴道前壁黏膜切开需要在更高水平，靠近尿道口远离宫颈外口。仔细地分离膀胱，如果膀胱不能充分分离，需要去看或感觉膀胱反折腹膜，从阴道直肠间隙进入腹腔会更安全，钳夹、固定子宫骶韧带和 Mackendrot 韧带、子宫血管。可以使用组织钳从直肠子宫陷凹钳夹子宫后壁并轻轻地牵拉从后方取出宫底显露子宫前壁，这个操作从阴道直肠间隙很容易进行，文中（图 8-10）显示的是下垂的膀胱下方子宫颈交界的前部。巴布科克钳钳夹膀胱，切开膀胱反折腹膜[4]。从切口处从后到前进入一根手指，更好地分离膀胱反折腹膜使其变薄，腹膜被切开并扩大放入阴道拉钩。其余手术按要求进行，常规行经阴道全子宫 + 双侧输卵管卵巢切除术 + 阴道前后壁修补术。彻底止血并缝合阴道壁，术中及术后无输血，患者 2 天后要求带尿管出院，第 5 天早上由一名护士到家里拔除尿管，恢复良好。

【组织病理学检查】子宫重 50g，子宫内膜萎缩。

【总结】

● 从阴道直肠间隙进入膀胱反折腹膜，分离膀胱更安全有效。

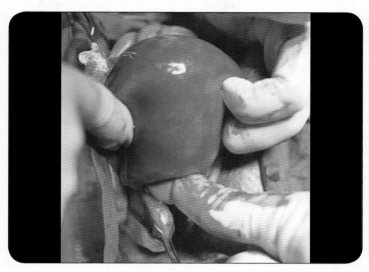

▲ 图 8-10　子宫底从直肠子宫陷凹取出，并向前拉，巴布科克钳清楚地显示了膀胱和膀胱反折腹膜进入的位置，与腹式子宫切除术的操作相反 [4]

病例 75：双角子宫的阴式子宫切除术

【姓名】X 女士。

【年龄】48 岁。

【生育史】剖宫产 1 次。

【既往病史】无相关病史。

【主诉】经量增多 1 年。

无肥胖，无高血压或糖尿病。

子宫如孕 10 周大小，宫颈正常生理性下降，后穹窿清晰。

【超声检查】显示子宫体积 190cm³，无子宫肌瘤，子宫内膜厚度 14mm，输卵管和卵巢外观正常，诊断为双角子宫伴瘢痕子宫。

【诊断】子宫肌瘤伴双角子宫（图 8-11）。

【手术】经阴道全子宫切除术。

【高危因素】剖宫产合并双角子宫。

阴式子宫切除术开始操作需靠近子宫颈 – 阔韧带间隙分离膀胱，因为上方的子宫是宽大的，应充分分离阴道膀胱间隙，以充分容纳膀胱后表面。仔细并充分分离很容易显露薄的膀胱反折腹膜。子宫被完整切除后，确认为双角子宫。子宫切除术通过切断外侧连接韧带完成，需靠近子宫外侧壁。彻底止血并缝合阴道壁，患者术中及术后无输血。住院 2 天，术后恢复迅速。

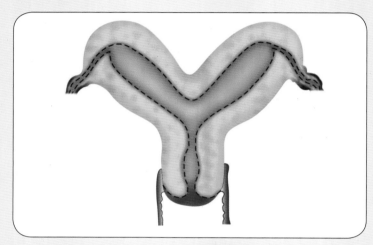

▲ 图 8-11 双角子宫[51]

【组织病理学检查】子宫为典型的双角子宫，重 205g，严重的子宫腺肌病伴小肌瘤。输卵管和卵巢正常，无恶性肿瘤。

【手术心得】双角子宫。

【总结】

- 双角子宫不是经阴道手术的禁忌证，事实上为适应证。

病例 76：经阴道全子宫切除术、膀胱切开取石术及阴道前后壁修补术

【姓名】X 女士。

【年龄】48 岁。

【生育史】足月经阴道顺产分娩 3 次。

【主诉】阴道异物感伴血尿、痉挛性下腹绞痛，无肥胖、高血压或糖尿病。

子宫如孕 6 周大小，子宫脱垂伴膀胱、直肠脱垂Ⅲ度，余一切正常。

【超声检查】盆腹腔超声未见异常，子宫体积 30cm³，双侧附件正常，膀胱可见

5cm×3cm、4cm×2cm 两个小结石。术前其他检查正常。医生给出患者的治疗方案建议经阴道行膀胱切开术，可以安全且完整地将结石取出，此术式腹部无切口，不需要通过腹式入路（或其他方式），术后留置尿管 7～10 天。

【诊断】子宫脱垂Ⅲ度，中度膀胱膨出伴轻度直肠膨出，多发性膀胱结石。

【手术】经阴道全子宫切除术 + 膀胱切开术 + 阴道前后壁修补术 + 会阴体修补术。

【高危因素】输尿管的距离。

常规进行经阴道子宫切除，保留正常的输卵管和卵巢。之后，小心并安全地打开膀胱，取出膀胱结石后使用生理盐水灌洗膀胱 3 次，分 3 层缝合膀胱。感到欣慰的是这名患者避免了开腹手术，之后进行阴道前后壁修补术，恢复膀胱正常的解剖结构。术后留置尿管 10 天，测残余尿小于 10ml，自行排尿无困难，住院时间 11 天，对留置尿管无任何不舒服和焦虑，术后无明显并发症，恢复良好。

【组织病理学检查】子宫重 36g，无异常，无恶性肿瘤。

【手术心得】子宫脱垂伴膀胱膨出。

【总结】

● 可以避免经腹手术的术后护理，妇科医生行膀胱切开取石术存在伦理争议，很多年前曾发生过这样的情况。

参 考 文 献

[1] Sheth SS. Results of treatment of rupture of the uterus by suturing. J Obstet Gynecol of Brit Commonwealth. 1968; 75:55–8.

[2] Sheth SS. Suturing of the tear as treatment in uterine rupture. Am J Obstet Gynecol. 1969; 105(3):440–3.

[3] Sheth SS, Paghdiwalla KP, Hajari AR. Vaginal route: A gynaecological route for much more than hysterectomy. Best Pract Res Clin Obstet Gynaecol. 2011;25(2):115–32.

[4] Sheth SS. Access to vesicouterine and rectouterine pouches. In: Sheth SS (Ed). Vaginal Hysterectomy,

2nd edition. New Delhi, India: Jaypee Brothers Medical Publishers (P) Ltd; 2014. pp. 31–50.

[5] Sheth SS. Vaginal hysterectomy. In: Studd J (Ed). Progress in Obstetrics and Gynecology, 10th edition. London, UK: Churchill Livingstone; 1993. pp. 317–40.

[6] Sheth SS. Vaginal hysterectomy following earlier ruptured uterus and caesarean sections. J Gynecol Surg. 1998;14:185–9.

[7] Sheth SS, Malpani AN. Vaginal hysterectomy following previous caesarean section. Int. J Gynecol Obstet. 1995;50(2): 165–9.

[8] Sheth SS. An approach to vesicouterine peritoneum through a new surgical space. J Gynecol Surg. 1996;12:135–40.

[9] Sizzi O, Paparella P, Bonito C, Paparella R, Rossetti A. Laparoscopic assistance after vaginal hysterectomy and unsuccessful access to the ovaries or failed uterine mobilization: changing trends. JSLS. 2004;8(4):339–46.

[10] Monaghan JM. Personal communication.

[11] Khung TT. Use of Sheth's uterocervical broad ligament space for vaginal hysterectomy in a patient with history of caesarean section. Malaysian J of Obstet Gynaecol. 1995;4 (1–2): 39–42.

[12] Sheth SS, Paghdiwalla K. Do we need the laparoscopic route? J Obstet Gynaecol India. 2001;51:25–30.

[13] Kovac SR, Cruiskshank SH, Retto HF. Laparoscopy–assisted vaginal hysterectomy. J Gynecol Surg. 1990;6:185–92.

[14] Coulam CB, Pratt JH. Vaginal hysterectomy. Is previous pelvic operation a contraindication? Am J Obstet Gynecol. 1973;116:252–60.

[15] Sheth SS. Broad ligament myomectomy at vaginal hysterectomy without laparoscopic assistance. J Gynecol Surg. 2007;23:133–42.

[16] Sheth SS. A surgical window to access the obliterated posterior cul–de–sac at vaginal hysterectomy. Int J Gynecol Obstet. 2009;107: 244–7.

[17] Sheth SS. Adnexectomy for benign pathology at vaginal hysterectomy without laparoscopic assistance. Br J Obstet Gynecol. 2002;109: 1401–5.

[18] Sheth SS. Newer perspectives. In: Sheth SS (Ed). Vaginal Hysterectomy, 2nd edition. New Delhi, India: Jaypee Brothers Medical Publishers (P) Ltd; 2014. pp. 225–34.

[19] Macleod D, Howkins J (Eds). Hysterectomy for cervical and broad ligament myoma. In: Bonney's Gynaecological Surgery, 7th edition. London, UK: William Clowes and Sons, Ltd.; 1964. pp. 253–76.

[20] Edozien LC. Hysterectomy for benign conditions. BMJ. 2005;330:1457.

[21] Sheth SS, Rathi MR. Uterine fibroids. In: Sheth SS (Ed). Vaginal Hysterectomy, 2nd edition. New Delhi, India: Jaypee Brothers Medical Publishers (P) Ltd; 2014. pp. 72–89.

[22] Sheth SS. Vaginal or abdominal hysterectomy. In: Sheth SS (Ed). Vaginal Hysterectomy, 2nd edition. New Delhi, India: Jaypee Brothers Medical Publishers (P) Ltd; 2014. pp. 273–93.

[23] Morrow CP. In: Mishell DR, Kirschbaum RH, Morrow CP (Eds). Year Book of Obstetrics, Gynecology and Operative Gynecology. St. Louis: Mosby; 1994. pp. 257–83.

[24] Van der Stege JG, Van Beek JJ. Problems rela.0ted to the cervical stump at follow–up in laparoscopic supracervical hysterectomy. J Soc Laparoendoscopic Surgeons. 1999;3:5–7.

[25] Sheth SS. Vaginal excision of cervical stump. J Obstet Gynecol. 2000;20:523–4.

[26] Epithelial abnormalities of the genital tract. In: Kumar P, Malhotra N (Eds). Jeffcott's Principles of Gynaecology, 7th international edition. New Delhi, India: Jaypee Brothers Medical Publishers (P) Ltd; 2008. pp. 400–26.

[27] Jones HW. Cervical cancer precursors and their management. In: Rock JA, Jones HW (Eds). TeLinde's Operative Gynecology, Volume 2, 10th edition. Philadelphia, PA, USA: Lippincott Williams & Wilkins; 2008. pp. 1208–26.

[28] Miskry T, Magos A, Subtotal vaginal hysterectomy. In: Sheth SS (Ed). Vaginal Hysterectomy, 2nd edition. New Delhi, India: Jaypee Brothers Medical Publishers (P) Ltd; 2014. pp. 163–71.

[29] Kwon JS, Tinker A, Pansegrau G, et al. Prophylactic salpingectomy and delayed

oophorectomy as an alternative for BRCA mutation carriers. Obstet Gynecol. 2013;121: 14–24.

[30] Sheth SS. Vaginal route for breast cancer induced hysterectomy with oophorectomy. J obstet Gynecol. 2011;31:533–4.

[31] Sheth SS. Vaginal Oophorectomy for breast cancer. J Obstet Gynecol. 1989;9:236–8.

[32] Adanu RM, Hammoud MM. Contemporary issues in women's health. Int J Obstet Gynecol. 2010;109:3–4.

[33] ACOG Today. Vaginal hysterectomy often better option than abdominal. Am Coll Obstet Gynecol Bull. 2009;14.

[34] Cunningham FG, Lenevo KJ, Bloom SL, Hauth JC, Gilstrap LC III, Wenstrom KD, Gestational trophoblastic disease (Eds.). Williams Obstetrics, International edition (22nd edition). USA: McGraw–Hill Companies; 2005. pp. 273–84.

[35] Sheth SS. Prophylactic vaginal hysterectomy for benign hydatidiform mole. Int J Gynaecol Obstet. 2007;96(1):38–9.

[36] Mage G, Canis M, Manhes H, Pouly JL, Bruhat MA. Laparoscopic management of adnexal torsion. A review of 35 cases. J Reprod Med. 1989;34:520–4.

[37] Shalev E, Peleg D. Laparoscopic treatment of adnexal torsion. Surg Gynecol Obstet. 1993; 176:448–50.

[38] Cohen SB, Wattiez A, Seidman DS, et al. Laparoscopy versus laparotomy for detorsion and sparing of twisted ischemic adnexa. JSLS. 2003;7:295–9.

[39] Sheth SS, Sriinivasan R, Darda P. Twisted ovarian cyst treated via the vaginal route. Inj J Gynecol Obstet. 2011;113:245–6.

[40] Sheth SS, Shah NM. Preoperative sonographic estimation of uterine volume: an aid to determine the route of hysterectomy. J Gynecol Surg. 2002;18:13–22.

[41] Cohen J. Abdominal and Vaginal Hysterectomy: New Techniques Based on Time and Motion Studies, 1st edition. London, UK: Heinemann Medical; 1972. pp. 72–132.

[42] Sheth SS, Goyal MV, Sheth J, Navle V. Vaginal hysterectomy following failed abdominal hysterectomy. J Gynecol Surg. 1998;14:191–3.

[43] Sheth SS. Fiberoptic light for oophorectomy at vaginal hysterectomy. Obstet Gynecol Surv. 1999;54:171–2.

[44] Kurman RJ, Kaminski PF, Norris HJ. The behavior of endometrial hyperplasia: a long–term study of "untreated" hyperplasia in 170 patients. Cancer. 1985;56:403.

[45] Sheth SS, Malpani A, Vaginal hysterectomy for high–risk patients under local anesthesia. J Gynecol Surg. 1992;8:65–7.

[46] Halban J. Gynakologische operations. Lehre, Vienna, Urban & Schwarzenberg, 1932, cited in Falk HC, Soichet S. The technique of vaginal hysterectomy. Clin Obstet Gynecol. 1972;15:703.

[47] Sheth SS. Vaginal hysterectomy. Best Pract Res Clin Obstet Gynaecol. 2005;19(3):307–32.

[48] Penfield AJ. Gynecologic Surgery Under Local Anesthesia. Baltimore: Urban & Schwarzenberg; 1988.

[49] Gelhorn G. Vaginal hysterectomy under local anesthesia. Surg Gynecol Obstet. 1930;51:484.

[50] Ramos P, Alberto G, Goni M. Vaginal hysterectomy for genital prolapse of elderly women. Bol Soc Obstet Ginecol Buenos Aires. 1954;33:407.

[51] Rock JA. Surgery for anomalies of the Mullerian ducts. In: Rock JA, Thompson JD (Eds). TeLinde's Operative Gynecology, 8th edition. Philadelphia, PA, USA: Lippincott–Raven Publishers; 1997. pp. 687–729.

病例 77：阴式子宫切除术用于急诊治疗宫角异位妊娠患者

【姓名】YM 女士。

【年龄】41 岁。

【生育史】足月经阴道顺产分娩 2 次。

【手术适应证】宫角异位妊娠。

【内科/外科并发症】无。

【手术时长】90min（包括膀胱镜检查和子宫骶韧带悬吊术）。

【手术前后血红蛋白】12.5g/dl，12.3g/dl。

【术后恢复】出院第 1 天不服用止痛药，1 周内恢复正常工作。

【病理报告】良性输卵管，子宫重 80g，左侧宫角异位妊娠（标本直接浸泡于福尔马林送到病理科，子宫重量增加 10%。在手术室直接测量的总重量应增加 10%～15%）。

【术前评估】患者在因腹痛就诊，子宫大小约 8cm，左侧宫角可见一异位妊娠孕囊如孕 7 周大小，其内可见胎心胎芽，未发现腹腔内出血，生命体征平稳。患者表示她已完成生育，无生育要求。可行阴式子宫切除术，替代切除宫角的开腹手术，患者同意此手术方案。

【手术过程】在麻醉状态下行妇科检查：子宫活动好，牵拉宫颈脱至处女膜缘，考虑子宫脱垂Ⅱ度，术中未使用手术助手及子宫切除术的专业器械，仅使用了阴道成形器械和非外科培训的护士帮助，这些因素延长了手术时间，但子宫切除术未发生意外且减少了失血。子宫和宫颈作为单个的标本，左侧宫角明显增大但未见明显破裂。双侧附件可探及，术中同时行双侧输卵管切除术。最后完成子宫宫骶韧带高位悬吊术及膀胱镜检查。

【总结】

● 对这个患者来说，经阴道子宫切除术显然是正确的决定。开腹行子宫角切除术是一种有创性手术，可能发生更多的失血和子宫妊娠破裂出血的风险，经阴道子宫切除术是一个更简单的术式，术中和术后的并发症要低得多。按照患者术后永久性不孕的意愿，这是选择该术式的另一个原因。

● 在此病例中，由于骶韧带悬吊术增加了膀胱镜检查。膀胱镜检查作为经阴道子宫切除术的常规检查方法在成本效益方面是存在争议的，因为输尿管的损伤风险极低。

然而，当外科医生之后完成经阴道全子宫切除术行高位悬吊术后，确保输尿管有无损伤是必需的。如果发生输尿管损伤，可以通过简单的切开缝合快速的解决且无后遗症。因此，在这种情况下，常规膀胱镜检查是必需的。

病例 78：阴式子宫次全切除术用于网片修补术后 10 年患者

【姓名】DB 女士。

【年龄】53 岁。

【生育史】足月经阴道顺产分娩 2 次。

【手术适应证】经量增多伴子宫内膜增生。

【内科 / 外科并发症】经腹骶韧带网片固定术伴阴道壁修补术，纵向腹部手术瘢痕。

【手术时长】150min。

【手术前后血红蛋白】13g/dl，11.8g/dl。

【恢复疗程】出院后恢复迅速，术后无疼痛，未使用止痛剂。

【病理报告】子宫重 70g，子宫内膜复杂性增生。

【术前评估】患者异常子宫出血 2 年，已行多次活检，症状持续存在，内膜明显增厚，并且有妇科肿瘤家族史，因此，她强烈希望行子宫切除术进行治疗。子宫增大如孕 9 周，活动好，宫颈延长，脱垂至处女膜缘为子宫脱垂 Ⅱ 度。患者 10 年前曾行脱垂手术，术后一直无临床症状。经阴道全子宫切除术可能会破坏网片修复促进脱垂复发。患者同意行子宫次全切除术。

　【危险因素】需要挑战的是未充分分离宫颈膀胱间隙打开膀胱反折腹膜，之后进入前腹膜。

　【手术过程】之前的手术步骤很容易实施，但是患者左侧宫颈血管分支出血，给予压迫、烧灼和缝合没有完全止血，仍有少量缓慢渗血。

　通过阴道切开处翻转子宫底部，使用可吸收缝合线连续缝合至子宫，这一步骤可以使宫颈出血停止。采用钳夹、切开和缝合技术从上至下依次分离所有韧带及血管，从子宫、卵巢到子宫动脉。子宫体从宫颈切除。左侧子宫动脉有出血，但子宫动脉出血是可见的，子宫体切除后，将长窥镜从宫颈插入盆腔，术野可见，找到出血点并用缝合线缝扎。使用 11 号刀片进行由顶端向下反向宫颈锥切，以去除残留的子宫内膜。然后缝合宫颈缺损，用大量生理盐水冲洗盆腔探查无新鲜出血，缝合阴道前壁与残留宫颈。

【总结】

• 子宫次全切除术是可行的。子宫必须足够小（12 周或更小），以便在前腹膜进入，通过阴道切开处牵拉出子宫底。

病例 79：阴式子宫切除术用于因宫颈肌瘤和黏膜下肌瘤引起的嵌顿性子宫脱垂患者

【姓名】Y 女士。

【年龄】54 岁。

【生育史】足月经阴道顺产分娩 1 次。

【末次分娩】久远。

【主诉】阴道脱出物 2 个月无缓解伴慢性盆腹腔疼痛。

【既往病史】患者发病前曾因 9/10 周期性盆腔疼痛就诊于当地医院急诊科，当时阴道有少量分泌物和少量出血，无明显并发症。

【体格检查】子宫、阴道完全脱垂（Baden Walker 分级 14/44/40），宫颈有一个大的肿物阻碍脱垂物复位，患者因剧烈疼痛不能呈坐位姿势，仅能站立或平躺。

【病程】患者直接收入院卧床，同时行 CT 扫描和手术。入院后立即进行 CT 检查显示：子宫脱垂伴宫颈溃疡性肿物大小约 5.5cm×7.0cm×3.9cm，子宫大小约 7.1cm×7.4cm×18cm（前后 × 横向 × 纵向），包括脱垂的宫颈肿物。这个宫颈肿物大小约 5.5cm×6.0cm×5.3cm，位于子宫内膜层为黏膜下肌瘤，右侧输尿管积水，复查肌酐正常。

【解释】临床发现嵌顿脱垂的子宫有两个肌瘤，一个在子宫颈，另一个在子宫内膜层，导致子宫完全脱垂不能复位（图 8-12）。

【治疗过程】宫颈肌瘤切除术，选择诊断性输尿管镜和诊断性宫腔镜作为初始治疗，以缓解压力、明确宫颈肿物的诊断。宫颈肌瘤切除后，宫腔镜检查发现一个黏膜下肌瘤，但没有尝试切除该病变。膀胱输尿管镜检查显示两条输尿管通畅。病理报告显示一个 8cm 的平滑梭形细胞瘤。宫颈肌瘤切除术可以使脱垂得到改善，缓解子宫及盆腔周期性疼痛。患者出院 4 周后再次入院，接受了标准的阴式子宫切除术。标本重 292g，没有行分切术。病理显示一个 6cm 的黏膜下平滑肌瘤。

术后随访显示胃肠和泌尿功能正常，阴道残端愈合良好。

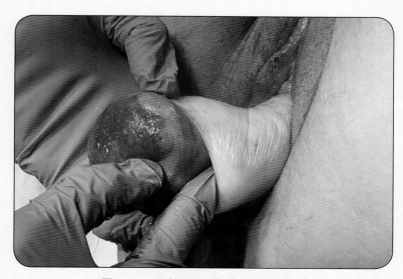

▲ 图 8-12　子宫颈大肌瘤在切除术前的表现

【总结】

●急性出现的临床症状可能需要分步治疗，可以分为两个独立的手术。子宫颈肌瘤切除术可以减轻疼痛并缓解一侧输尿管积水。患者病情稳定后，宫颈肌瘤病理结果回报后，排除恶性肿瘤，可再次行常规阴式子宫切除术。

病例 80：阴式子宫切除术用于正在进行非妇科恶性肿瘤化疗中的未生育患者

【姓名】L 女士。

【年龄】43 岁。

【生育史】0 次。

【末次分娩】无。

【主诉】因持续性阴道出血由医学肿瘤服务中心转诊。

【既往病史】患者结直肠癌手术治疗、化学治疗和放疗，目前正在接受化疗，且合并干细胞移植后的骨髓增生异常综合征，伴贫血和血栓，这些并发症可能影响当前的肿瘤治疗。现在患者每间隔 2 周输注红细胞和血小板。

【解释】小子宫且合并有需要频繁输红细胞和血小板持续阴道出血的危重患者。需要阴道入路微创手术，以尽量减少手术创伤和并发症。

【病程】手术前 2 个月行宫腔镜检查和扩张刮除术病理未见异常，但并未能减少阴道出血。建议阴式子宫切除术，她的肿瘤科医生 / 干细胞移植科医生同意该术式。

【治疗】阴式子宫切除术和膀胱输尿管镜检查术后给予输注 3 单位血小板和 3 单位红细胞后红细胞比容为 21%，血小板计数为 74 000/mm²。因为子宫小，传统夹具无法有效使用。因此，一个小的残端闭合装置常用于小肠外科被用来手术。未产妇因阴道狭窄经阴道切除非常困难，但是小的残端闭合装置每次取一个进入，同时注意不要取大的，术后患者无并发症，术后 2 天出院。

【病理报告】子宫和宫颈无明显组织病理学改变，平滑肌瘤，子宫内膜未见恶性病变。子宫重 16g。子宫测量：上下 5cm，横径 2.7cm，前后 2.5cm（图 8-13）。

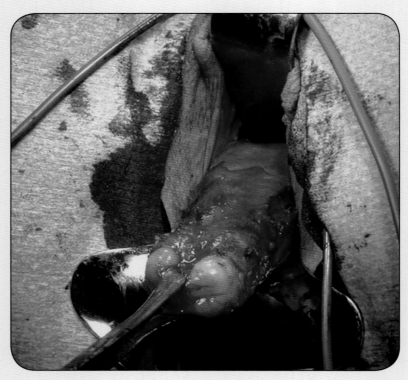

▲ 图 8-13 未产妇，未下降的小子宫韧带未横断前，注意膀胱反折腹膜的位置

术后患者继续进行骨髓增生异常综合征治疗，无阴道出血，无子宫切除术相关并发症。

【总结】

• 阴式子宫切除术可能因子宫大小使得手术变得复杂。更多强调的是增大的子宫增加手术困难；然而，非常小的子宫也可能是问题所在。特殊技术，如残端闭合设备可能有用。外科医生应该警惕小的血管，因为大的闭合器容易造成脆弱的组织部分损伤。

病例 81：阴式子宫切除术用于有剖宫产史重度肥胖的子宫内膜癌患者

【姓名】W 女士。

【年龄】58 岁。

【生育史】G^1P^1。

【末次分娩】久远。

【主诉】近期出现绝经后异常子宫出血行子宫内膜诊刮提示子宫内膜腺癌。

【既往病史】经妇科肿瘤会诊因患者不适合经腹或腹腔镜手术建议行经阴道全子宫切除术，患者存在多个并发症包括重度肥胖（体重 141kg，BMI 为 59）、糖尿病（外周神经病变，蛋白尿，术前糖化血红蛋白明显升高 10.2%，严重影响腹部切口的术后愈合）、阻塞性睡眠呼吸暂停（持续使用阳性气道压）和高血压。患者很长一段时间都不能平躺。

【体格检查】重度肥胖伴多发性腹部皱褶，阴阜下垂，深部阴道狭窄伴子宫脱垂。

【解释】患者重度肥胖伴较多内科并发症，经阴道子宫切除术（不完全分期）的风险小于完全性子宫内膜癌分期手术，因为她不能承受大手术的风险及并发症。

【治疗过程】入院行经阴道子宫切除术。术前技术评估包括使用胶带将腹部赘肉向上提拉（图 8-14），切开前牵拉子宫骶韧带，钳夹和横切子宫骶韧带，在处理膀胱柱及主韧带前要提前分离剖宫产瘢痕，切除剖宫产瘢痕前要充分游离阔韧带间隙及剖宫产瘢痕周围组织。

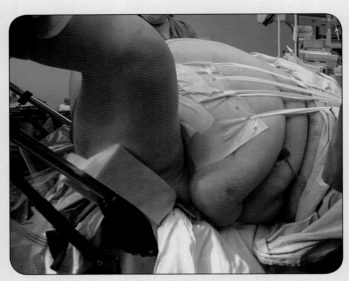

▲ 图 8–14 重度肥胖患者，用胶带提拉腹部赘肉，用泡沫垫保护易受伤害的大腿根部受力点。腹部赘肉的提拉可以充分显露阴道，提高外科医生的手术效率

【病理报告】子宫内膜复杂性非典型增生，子宫内膜样腺癌，FIGO 1 级，肿瘤未侵及子宫肌层，子宫腺肌病。多发性平滑肌瘤，最大约 19mm。良性子宫内膜息肉，子宫颈未见明显异常。子宫重 151g。

术后患者恢复良好，无并发症，无须进一步治疗。

【总结】

• 行困难的阴道子宫切除术中，术前准备非常重要，例如最大限度地显露术野。具有挑战性的经阴道手术考虑到患者的各种并发症，应选择对患者更有利的手术方式、符合患者的最大利益。

【妇科手术技巧系列丛书】

中国工程院院士、北京大学第三医院院长—— 领衔主译

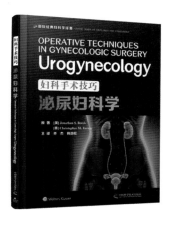 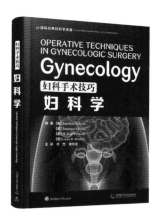 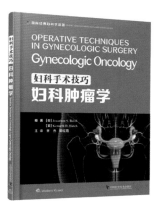 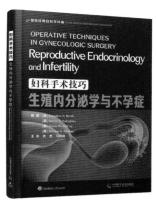

主　译　乔杰　韩劲松
开　本　大16开（精装）
定　价　128.00元

主　译　乔杰　梁华茂
开　本　大16开（精装）
定　价　288.00元

主　译　乔杰　郭红燕
开　本　大16开（精装）
定　价　180.00元

主　译　乔杰　马彩虹
开　本　大16开（精装）
定　价　148.00元

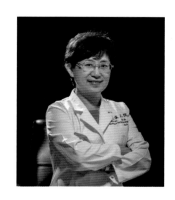

乔杰　中国工程院院士，美国人文与科学院外籍院士，北京大学医学部常务副主任，北京大学第三医院院长。国家妇产疾病临床医学研究中心主任，国家产科医疗质量管理和控制中心主任，中国女医师协会会长，健康中国行动推进委员会专家咨询委员会委员，中国医师协会生殖医学专业委员会主任委员，中华医学会妇产科学分会委员会副主任委员，《BMJ Quality&Safety（中文版）》《Human Reproduction Update（中文版）》主编等。30余年来一直从事妇产及生殖健康相关临床与基础研究工作，领导团队不断揭示常见生殖障碍疾病病因及诊疗策略、创新生育力保存综合体系并从遗传学、表观遗传学角度对人类早期胚胎发育机制进行深入了研究。同时，开发新的胚胎基因诊断技术，为改善女性生育力、防治遗传性出生缺陷做出了贡献。获国家科技进步二等奖 3 项、省部级一等奖 3 项及何梁何利科学与技术进步奖等。主编我国首套生殖医学专业高等教育国家级规划教材《生殖工程学》《妇产科学》《生殖内分泌疾病诊断与治疗》等 19 种。目前已作为第一作者或责任作者在 *Lancet*、*Science*、*Cell*、*Nature*、*JAMA*、*Nature Medicine* 等国际顶尖知名期刊发表 SCI 论文 200 余篇。

中国科学技术出版社·荣誉出品

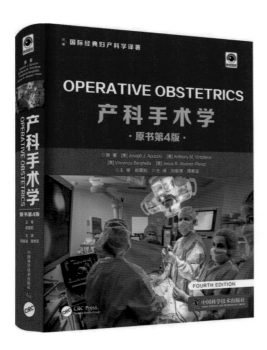

产科手术学（原书第 4 版）

原 著　[美] Joseph J. Apuzzio 等
主 审　朗景和
主 译　刘俊涛　周希亚
定 价　398.00 元（大16开 精装）

本书是引自美国 CRC 出版社的高质量母胎医学著作，由来自全球 40 余家医（学）院的 80 余位母胎医学专家联袂编写。历经 20 余年的不懈修订，全新第 4 版对母胎医学的发展现状及治疗趋势进行了全面描述，并细致阐述了盆腹腔解剖、正常分娩、助产技术、剖宫产、多胎分娩、产科麻醉等专业内容，深入讲解了子宫瘢痕妊娠、妊娠期妇科肿瘤、外科并发症的处理技巧，详细展示了介入性产前诊断操作技术、宫内微创胎儿治疗、开放性胎儿手术等母胎医学领域的新进展。

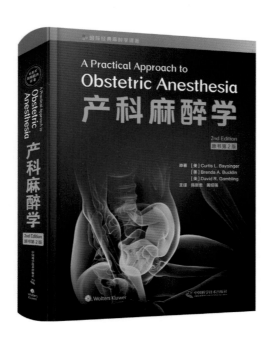

产科麻醉学（原书第 2 版）

原 著　[美] Curtis L. Baysinger 等
主 译　陈新忠　黄绍强
定 价　298.00 元（大16开 精装）

本书引进自 Wolters Kluwer 出版社，由 40 余位国际知名产科麻醉专家共同编写，是一本介于手册和百科全书之间的理论与实践结合的较系统全面的产科麻醉学著作。全书共 6 篇 33 章，主要围绕妊娠生理和妊娠期药理问题、围生期（产前、产时和产后）麻醉问题、妊娠合并相关疾病麻醉问题展开，详细讲解了常规和复杂产妇的麻醉管理原则及麻醉生理学和药理学相关知识，既包含了产科麻醉每个专题的所有细节，又详细阐述了相关问题的最新进展，同时还介绍了国际上各个学会的产科麻醉相关指南。本书内容实用，讲解细致，既可作为广大妇产科医师的案头工具书，又可为经验丰富的临床医师和刚接触产科麻醉的住院医师提供指导。

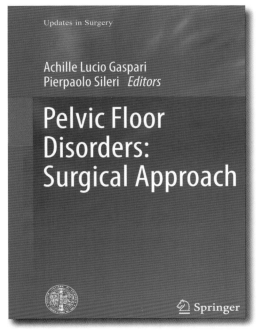

盆底疾病手术入路

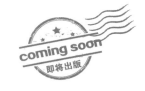

原 著 [意] Achille Lucio Gaspari 等
主 审 王建六
主 译 吴桂珠 孙秀丽
开 本 大16开（精装）

本书引进自世界知名的 Springer 出版社，由意大利罗马大学的外科专家 Achille Lucio Gaspari 和 Pierpaolo Sileri 共同编写，主要阐述了盆腔疾病手术入路的相关内容，重点介绍了最先进的器械和放射学诊断技术，概述了借助完美图像或影像的开放性和微创手术，并对各项手术技术的并发症和不良反应进行了准确的分析。本书不仅涵盖了盆底解剖、盆底各种临床综合征的诊断评估、患病率，还增加了保守治疗和生理运动疗法，对外科手术操作的要点、并发症预防和管理等进行了详细的阐述。书中所述紧密结合临床实际，非常适合结直肠外科、泌尿外科及妇科临床相关医师参考阅读。

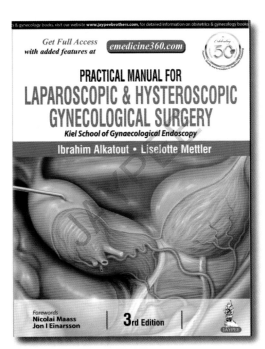

腹腔镜与宫腔镜妇科手术学（原书第 3 版）

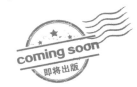

原 著 [德] Ibrahim Alkatout 等
主 译 冯力民 张 浩
开 本 大16开（精装）

本书引进自世界知名 JAYPEE 出版社，是一部全面、系统介绍内镜下妇科手术技术的实用著作。全书共四篇 50 章，从基础与解剖、教学与培训、特定手术介绍、并发症的预防等角度较为全面地介绍了包括腹腔镜、宫腔镜、机器人技术在内的现代妇科微创内镜技术。全书不仅回顾了妇科内镜技术及设备的演变历程，还对妇科常见内镜手术进行了重点阐述。本书内容简洁，图片丰富，阐释通俗，可作为临床妇科医生实践的理想参考书和不可多得的操作指导宝典。

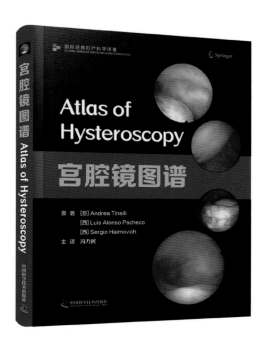

宫腔镜图谱

原　著　[意] Andrea Tinelli 等

主　译　冯力民

定　价　168.00 元（大16开 精装）

本书引进自世界知名的 Springer 出版社，是一部实用性极强的宫腔镜理论及操作指南。全书分三部分 23 章，从妇科常见疾病、宫腔镜检查和手术可能遇到的困难及解决办法，以及常见并发症等方面介绍了宫腔镜相关理论及操作。本书内容简洁，图片丰富，阐释通俗，可作为临床妇科医生实践的理想参考书和不可多得的操作指导宝典。

致 读 者

亲爱的读者：

　　感谢您对我社图书的喜爱和支持。中国科学技术出版社为中央级出版社，创建于 1956 年，直属于中国科学技术协会，是我国出版科技科普图书历史最长、品种最多、规模最大的出版社。主要出版和发行医药卫生、基础科学、工程技术、人文科学、文化生活等多领域的学术专著和科普出版物。中国科学技术出版社·医学分社，拥有专业的医学编辑出版团队，其下的"焦点医学"是中国科学技术出版社重点打造的医学品牌。我们以"高质量、多层次、广覆盖"为宗旨，出版的医学相关图书数量众多，得到广大读者的喜爱和好评。

　　想要了解更多信息，敬请关注我社医学官方微信"焦点医学"。如果您对本书或其他图书有何意见和建议，可随时来信、来电（010-63581952）联系！欢迎投稿，来信必复。